知っておきたい

身近な電磁波被ばく

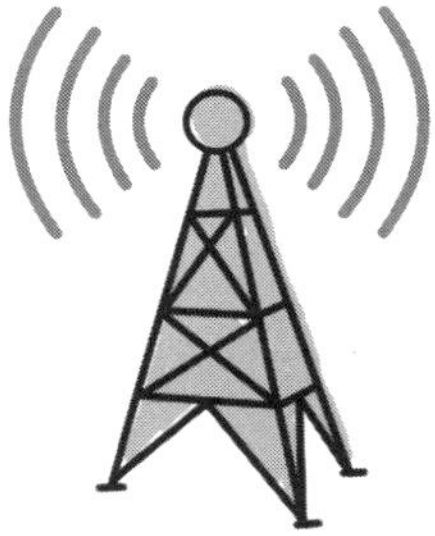

5Gで増大するリスク

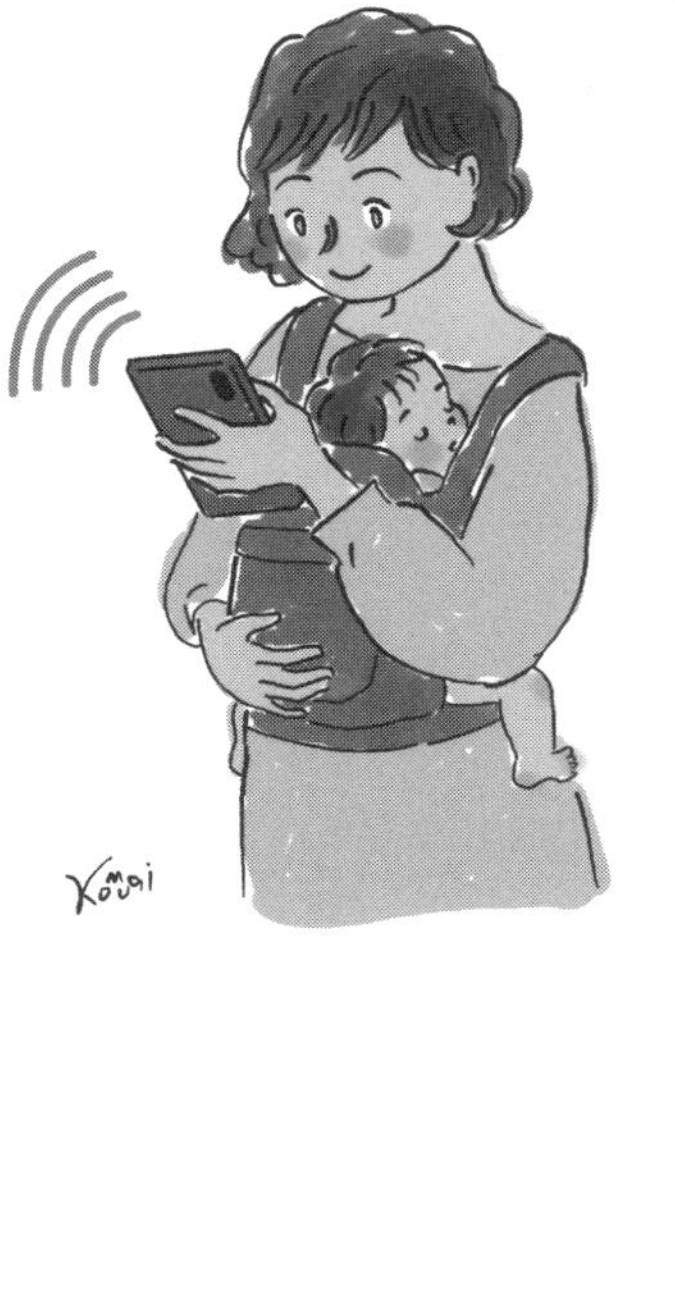

家庭栄養研究会［編］

食べもの通信社

読者のみなさまへ

ここ数年、急速に普及したスマートフォン（スマホ）をはじめ、タブレット端末、パソコンなどの情報機器、そして電子レンジ、ＩＨ調理器などの家電製品に囲まれ、私たちは知らない間に電磁波に曝《さら》される機会が増えています。

折しも２０２０年の「コロナ禍」によって、会議や授業、飲み会までが、オンラインでおこなわれ、21年４月から全国の小中学校にタブレット端末が導入されました。

20年３月からは第５世代移動通信システム（５Ｇ《ファイブジー》）が、都市部を中心にスタートしました。５Ｇは２時間の映画を３秒でダウンロードできるなど、便利さだけが宣伝されています。しかし、多数の基地局の設置によって、強力な電磁波が私たちの生活環境を覆うことになります。

生命活動は、体内での微弱な電流による情報交換によって営まれているので、強力な電磁波を浴びると、さまざまな不調が起こることが報告されています。

電磁波のなかでも人体への影響が大きいと考えられているのは、〝マイクロ波〟と呼ばれる電磁波です。１秒間に24億回以上振動して食品を加熱する電子レンジと同じマイクロ波が、携帯電話、スマホにも使われています。

携帯電話では、脳腫瘍や精子異常が起こる例が報告されています。とりわけ成長途上の子どもの脳は、おとなより電磁波の影響を強く受けることが懸念されているため、海外では子どもの携帯電話の使用について、年齢や使用時間などに厳しい規制が課せられています。しかし、日本では電磁波の危険性に関して、マスコミではほとんど報じていません。

家庭栄養研究会では、「21世紀最大の公害」とも警告されている電磁波の健康影響について、当会編集の月刊『食べもの通信』で1996年から6回にわたり特集を組み、講演会も開催し、その問題点を広く訴えてきました。

本書は、直近の掲載記事に最新情報を加えて編集したものです。電磁波問題は難しくなりがちですが、図表やイラストを多用し、市民目線で取り組む専門家やジャーナリストが、身近な生活環境で電磁波から身を守る方法を提案しています。

さまざまな情報機器や電気製品を「電磁波を出すから」といって、生活のなかからすべて排除するわけにはいきません。だからこそ、身の回りの電磁波について正しい知識を身につけ、その影響を軽減する知恵を学ぶことが必要です。また、電磁波過敏症を訴える人が増え、社会的な対策が必要な段階になっています。

電磁波と長く付き合っていくことになる子どもたちの健康を守るためにも、多くのみなさまに本書をお読みいただければ幸いです。

家庭栄養研究会

もくじ

第4章 電磁波の三大発生源

第5章 気をつけたい家電製品の電磁波……81 植田武智

●装丁――守谷義明＋六月舎　●表紙イラスト――山岡コムギ　●本文イラスト――湯沢知子
●編集――川崎敦子　●組版――食べもの通信社デザイン室　古家裕美

第1章
5Gの強力な電磁波があなたを襲う

1 安全性への懸念が大きい5G

■網代太郎

携帯電話は世代を重ねるごとに高速化を遂げ、５Ｇは現在利用されている４Ｇ（ＬＴＥ）の約10〜１００倍の速度で、２時間の映画を３秒でダウンロードできるといわれています。

世界各国で始まった5G

携帯電話の新しい規格である、第5世代移動通信システム（５Ｇ《ファイブジー》）の商用サービスが２０２０年から一部エリアで始まりました（図❶）。順次エリアを拡大して本格展開をめざしています。海外でも19年以来、いくつかの国でスタートしています。５Ｇの「Ｇ」は「世代」という意味の英語（ジェネレーション）の頭文字です。

5Gは電波をたくさん使う

５Ｇの高速化を支えているのが、一世代前の４Ｇ以前よりも広い「周波数帯域幅」です。道幅が広いほど多くの車が高速で走れるのと同じ理屈で

図❶ 最大通信速度は30年間で約10万倍

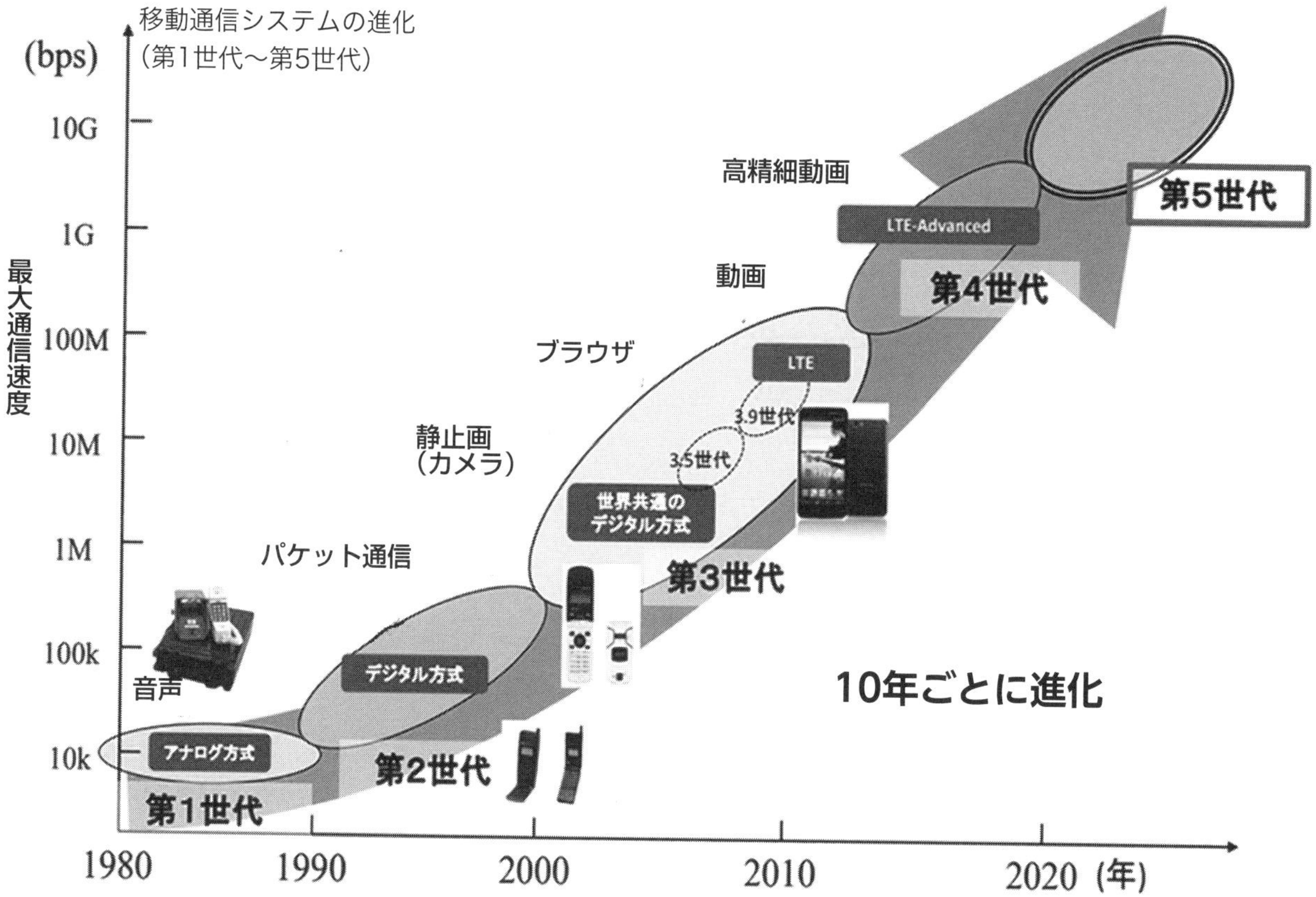

出典：総務省

図❷ 5Gの基地局は4Gより大量に設置

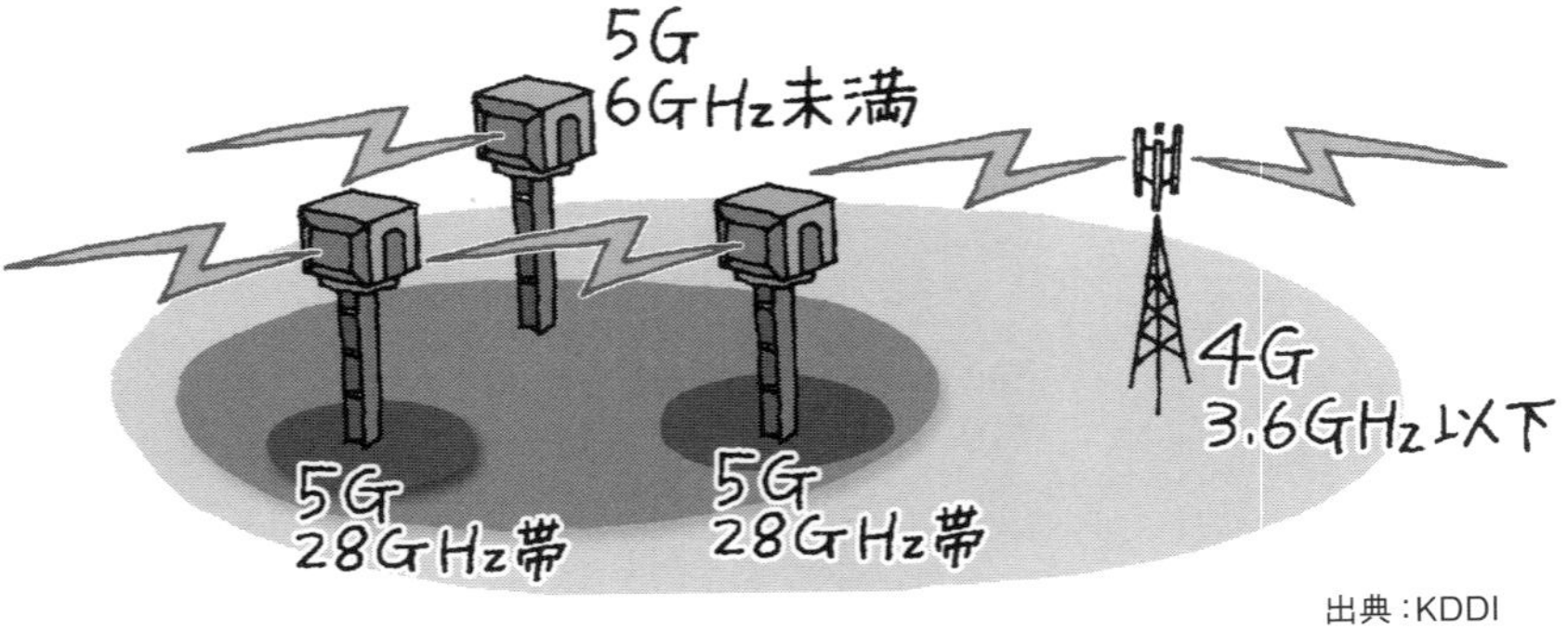

出典：KDDI

図❸ 5Gになると強い電磁波が発信される

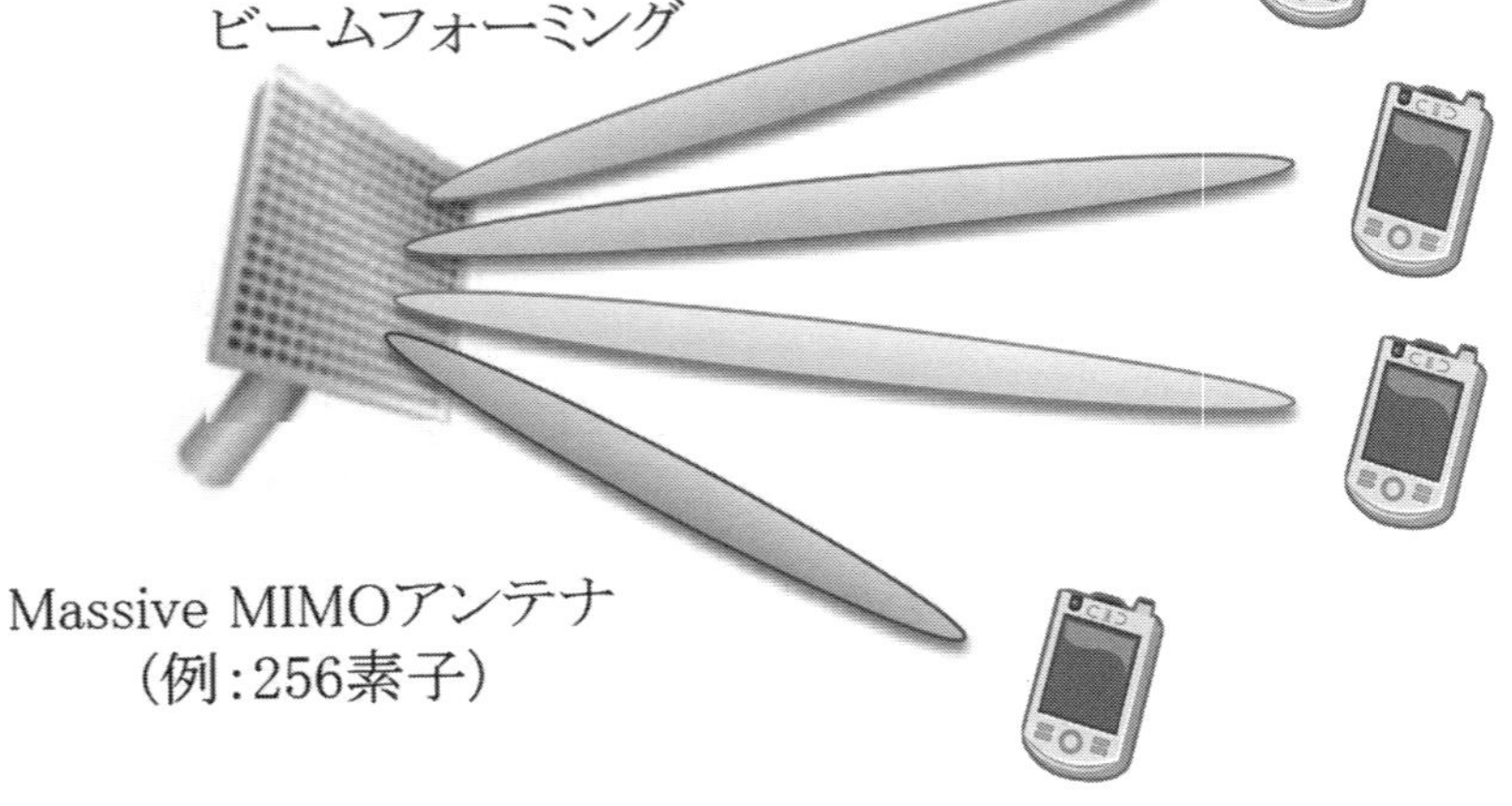

出典：総務省

すが、帯域幅が広いということは、電波（高周波電磁波）をたくさん使うことを意味します。

　現在、3G、4Gなどで利用中の周波数帯（700メガヘルツ〈MHz〉～3・5ギガヘルツ〈GHz〉）には、5Gが望む広い帯域幅を新たに確保する余地が残っていないため、より高い周波数帯である、3・7ギガヘルツ帯、4・5ギガヘルツ帯、28ギガヘルツ帯を、日本では5G向けに割り当てました。諸外国でもおおむね、従来より高い周波数が5Gで利用されています。これらのうち、28ギガヘルツ帯は波長の長さから「ミリ波」と呼ばれています。

　一般に周波数が高いほうが高速化しやすいメリットはありますが、同時に大きなデメリットもあります。周波数が高いほど届く距離が短くなり、そのために5G基地局は場所によっては約100メートルおきという高密度に設置される必要があります（図❷）。

ビームがあなたを狙い撃ち

　周波数が高い5G電波は届く距離が短いのですが、飛ぶ方向を絞ると距離を伸ばせます。庭に水をまくとき、ホースの先端を潰すと水が遠くまで飛ぶのと同様の理屈です。4G以前では基地局から広く電波を飛ばしますが、5Gではスマートフォン（以下、スマホ）などの端末へ向けて電波を絞って（ビームにして）飛ばします。この仕組みを「ビーム・フォーミング」といいます。（図❸）。

　このような5G電波は安全なのでしょうか。

５Ｇを推進する総務省に設けられた委員会などは、４Ｇ以前と同様に熱作用のみを評価し、５Ｇ電波による発熱でも健康影響は起きないとしています。

しかし、すでに４Ｇ以前の電波による非熱作用による健康影響の可能性を示す研究があり、健康被害の訴えもあります。これに５Ｇが加わるのです。５Ｇは電波をたくさん使うので、基地局1基当たりの電波は強くなり、しかも基地局の数が激増します。私たちが日常的に被ばくを強いられる電波の強さは、ざっと見積もって従来より1～2桁程度、増えそうです。

さらに、５Ｇ電波は細いビームになって届きます。とくにミリ波は、皮膚でほぼ吸収され、体の奥まで届かないといわれています。しかし、体のより小さな部分でスポット的に集中して電波のエネルギーを受けることになるので、被ばくの仕方も従来とは違ってきます。

これまで以上の、またはこれまでとは異なる健康影響の発生が当然、懸念されます。

実際に、諸外国では健康被害が報道されています。スイス・ジュネーブ中心部の同じ地区に住む2人の男性が、５Ｇが始まった19年4月から不眠症、耳鳴り、頭痛に悩まされている、などと報じられました。2人ともそれまで電磁波で問題が起きたことはなかったそうです。スイスはヨーロッパで最初に5Ｇ商用サービスが始まった国です。

企業や行政へも売り込む

5Gは高密度に基地局を設置するためにコストが莫大にかかります。携帯・スマホ市場は飽和状態で、個人ユーザーだけを相手にしていたら経営的に成り立ちません。

通信事業者は、企業や行政などに5G電波を使ってもらうことを大いにあてにしています。たとえば、5Gを使えば、3台のトラックを1人で運転することができると導入のメリットを売り込んでいます。先頭車に運転手がいて、後続の2台は無人のままで5G電波で誘導し、先頭車を追随させます。5Gの「低遅延*」という特性を活かした技術で、ドライバー不足の対策になるとしています。

また「多数同時接続」という5Gの特性を活かし、多数の防犯カメラから5G電波で送信される高精細動画の中から、AI（人工知能）が不審者を割り出すことができるという防犯・治安の分野への売り込みにも力を入れています。

5Gが産業、防災、防犯、医療、教育などの幅広い用途で利用されることにより、巨大な利益を生むことが期待され、いま、アメリカと中国が5Gの市場の支配をめぐってしのぎを削っています。

日本政府も「ドローン、AI家電、ロボットなどが身の回りで活躍し、それらを含むあらゆるモノが主として無線通信経由でネットにつながっている社会」の実現へ向けた成長戦略の中に5Gを位置づけています。

　しかし、そうした社会の実現は、５Ｇでなくても、別な技術によって可能だと指摘する専門家もいます。もちろん、そうした社会が到来することが、市民社会にとって真に幸福なのかという根本問題がありますが、性能だけでなくコストでも有利でなければ、新たなシステムは採用されません。

　５Ｇの普及が、通信事業者の目論見《もくろみ》どおりに行かない場合、コスト回収のための通信料値上げという形で消費者に跳ね返ってくるおそれもあります。

海外では5Gに慎重な国も

17年、各国の科学者、医師が「これまで普及している３Ｇ、４Ｇ、Ｗｉ《ワイ》Ｆｉ《ファイ》などの電波による健康影響は明らかであり、これらに５Ｇが加わることの安全性をまず確認すべき」として、５Ｇの一時停止を求める声明文を出しました。20年8月27日現在で４０３名の科学者、医師がこの声明文に署名しています。

　ベルギーの首都ブリュッセルでは、５Ｇの導入をストップさせたことを、ブリュッセル首都圏地域政府の環境大臣が19年3月に表明しました。大臣は「ブリュッセルの人々は、私が利益と引き換えに健康を売り渡してしまえるようなモルモットではない」と述べました。

　スイス連邦環境局は「さらに調査しない限り、５Ｇ電波の安全基準を示すことはできない」として、州政府に対してすべての５Ｇ基地局の停止を事実上求める通知を20年1月に出しました。

自治体に情報開示を求める

海外では5Gに反対する動きもありますが、日本ではマスメディアが電磁波問題をほとんど取り上げないこともあって、市民の関心が高いとはいえません。そのようなか、5Gについて何ができるでしょうか。

5Gでは企業や自治体向けにサービスを提供することが見込まれます。自分の家や職場がある自治体が5Gサービスを採用する場合、電磁波ばく露や費用について、自治体に情報開示を求めるのは有効かもしれません。

事業者による測定を検証するために、私たち電磁波問題市民研究会も測定したいと考えています。これまで携帯電話基地局からの電波などを市民が測定してきた実績があります。しかし、5Gが使う高い周波数の電波は従来の測定器では測れません。5Gを測定できる測定器は高額で、研究者との連携など、何か手立てを考える必要があります。

なお、私たち研究会のメンバーの協力により、「NPO法人市民科学研究室」が、ウェブサイト「5Gリスク情報室」を開設し、5Gについての情報を収集、発信しています（www.goojii.info/）。

*低遅延：時間的な遅れ、ずれが小さいこと。電波によるほぼリアルタイムの遠隔操作などが可能になるとされている。

2 5Gで健康を損なわないために

■加藤やすこ

増える5G基地局 4Gも5Gへ移行

携帯電話会社は急ピッチで携帯電話基地局の設置を進め、各地で反対運動が起きています。

KDDIは23年までに全国で約5万3000基を、新規参入した楽天モバイルは20年度末までに4G基地局を約3400基設置する予定です。

しかし、「楽天モバイルに、設置するのが4G基地局なのか、5G基地局なのか聞いても、ことばを濁す」という相談も受けています。

現在、5Gに割り当てられた周波数は、3・7ギガヘルツ帯と4・5ギガヘルツ帯、そしてミリ波と呼ばれる28ギガヘルツ帯です（図❶）。しかし総務省は、現在4Gに割り当てられている700メガヘルツ帯から3・5ギガヘルツ帯にかけての帯域を、5Gで利用できるよう検討をしています。5Gでの利用を認める制度改正も進んでいます。

いまは4Gサービスをおこなっている基地局も

図❶ 既存の４G周波数も５Gで利用する計画

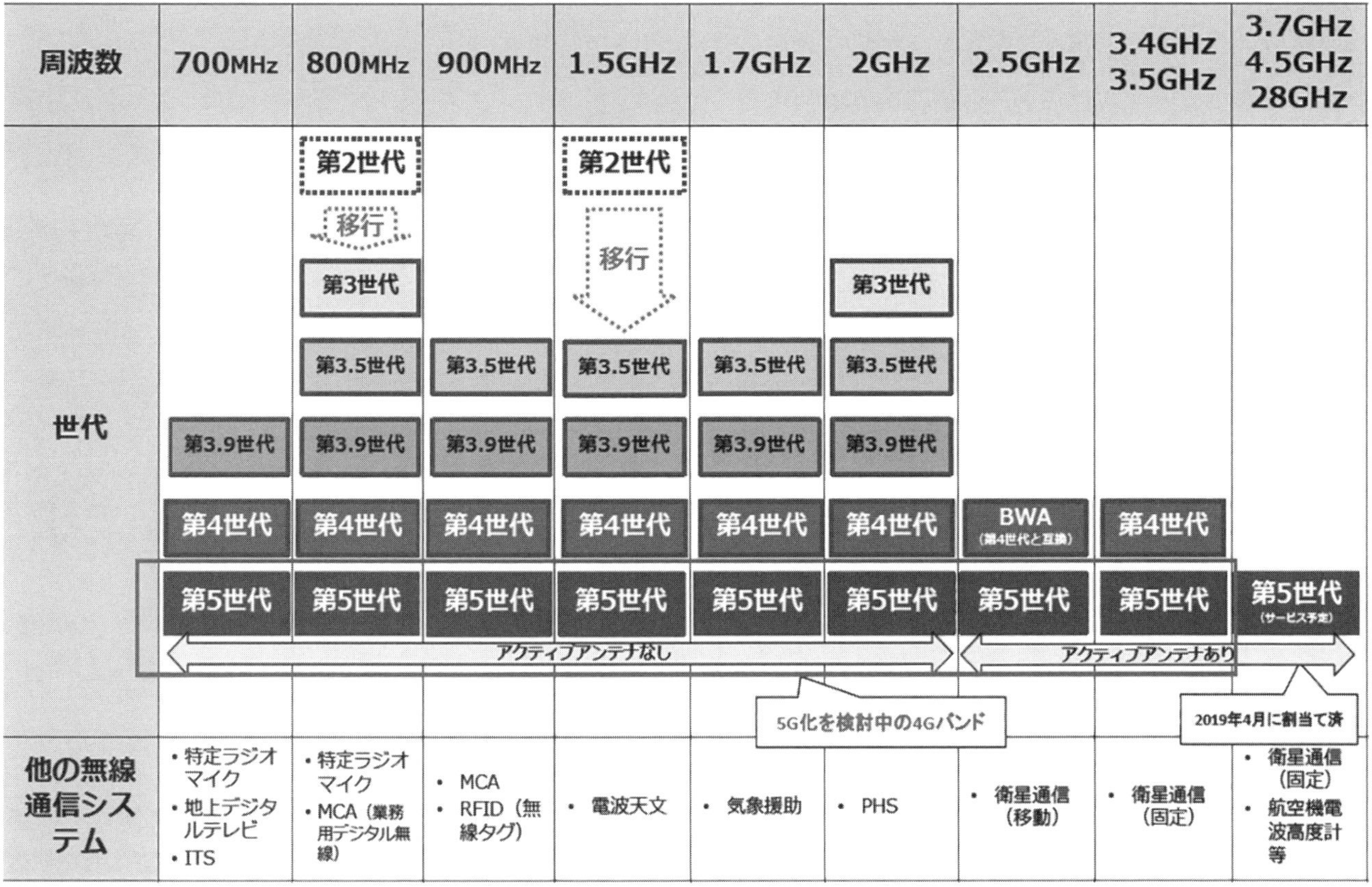

出典：総務省新世代モバイル通信システム委員会「4Gバンドの5G化の進め方について」

将来は5Gに切り替わり、30年からは第6世代移動通信システム（6G）が始まります。6Gでは、ミリ波よりもさらに周波数が高いテラヘルツ波（周波数30〜300ギガヘルツ）が使われる計画です。

アメリカ、ヨーロッパの展開状況

EU（欧州連合）では20年までに全加盟国（当時28カ国）の都市部に5Gを導入することをめざしていたので、19年初めまでにスペイン、オランダ、フランス、ドイツ、イギリス、イタリアなどの35都市で138件の実証実験がおこなわれてきました。

20年3月から、フィンランド、ラトビア、ドイツ、オーストリア、ハンガリー、イタリア、スペイン、イギリス、スイス、ノルウェーの10カ国で本格的な運用が始まっています（図❷）。

アメリカでは通信大手のベライゾン社が、18年に家庭向けのサービス「5Gホーム」を、ヒューストンなどの4都市の一部で実証実験をおこない、家庭に設置された専用の通信機器を利用して、最寄りの5G基地局にアクセスし、高速の無線通信が利用できるようにしました。5Gホームでは、周波数28ギガヘルツのミリ波も利用しています。

失明、不妊症、自閉症のおそれ

いままでの4Gや3G、2G、1Gの電磁波でも、人体や昆虫、動植物に有害な影響が起きることが報告されてきました。5Gは従来よりも周波数が高い電磁波を、新しい通信技術を使って送受信するので、さらに有害な影響が懸念されています。

人間や動物の細胞膜には、ごく微量の電気的刺激で開くイオンチャネルがあり、細胞内と細胞外のイオン（電解質）の濃度を調整しています。携帯電話やスマホ、無線LAN《ラン》などに使われる電磁波は、細胞膜のイオンチャネルのセンサーに電気刺激を起こして、細胞の電気化学的バランスを崩します。

マイクロ波はカルシウムチャネルを活性化して、細胞内カルシウムイオンを過剰につくり出します。カルシウムイオンは、神経伝達物質の放出、筋肉の収縮、遺伝子の発現、免疫細胞の活性化、

図❷ 2020年3月から5Gの運用が始まったヨーロッパ10カ国

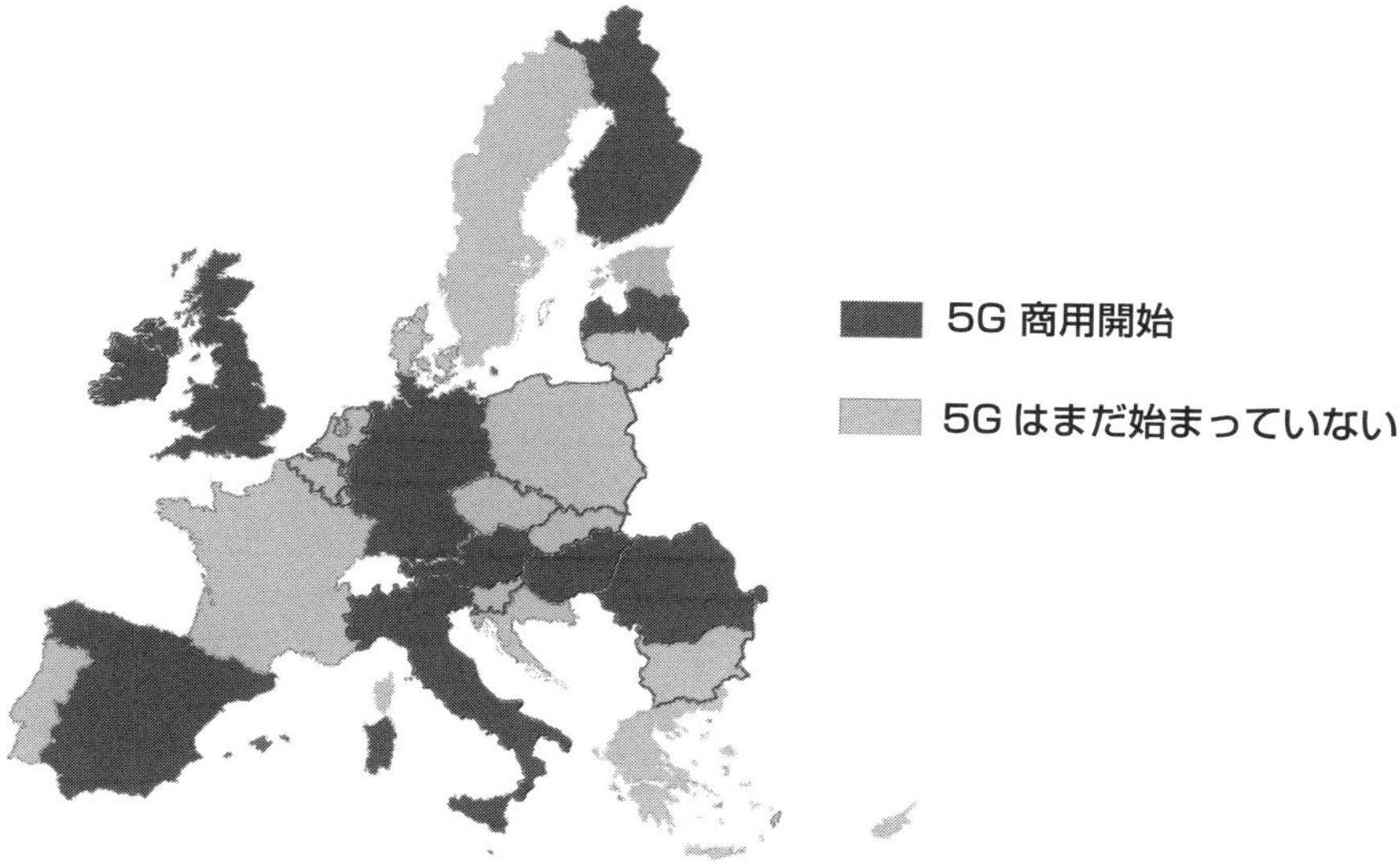

出典：European 5G Observatory. "Announcements of commercial launches"

細胞の自然死（アポトーシス）、免疫細胞の活性化などほとんどすべての生命活動に関わり、活性酸素を発生させます。活性酸素は、DNAの損傷、生殖力の低下、慢性疾患に関わります。

アメリカ、ワシントン州立大学名誉教授のマーティン・L・ポール博士は、「5Gが始まれば、白内障や緑内障の増加によって失明する人が増えるほか、皮膚がん、男性や女性の不妊が増える」と警告しています。さらに、「自閉症で生まれる子どもが50%、もしくはそれ以上に増える可能性もある」と指摘しています。

先進国では、精子数が正常値の50%以下に減少しています。

日本でも自閉症など発達障害の増加が問題になっていますが、電磁波との関連性は注目されていません。しかし海外には、子どもを守るために学校に無線LANを設置しないよう求めている国や自治体もあります。

5Gの安全性を議論し条例で規制を

5G基地局は、電柱や街灯など高さ2～3メートルの場所に設置されるので、アメリカやヨーロッパでは、安全に歩く「通行権」が侵害されるとして、5G基地局を規制する反対運動や裁判が発生し、規制条例もつくられています。

イタリアでは、これまでに約500の自治体が5G導入の中止を決議し、アイルランドでは6つの郡議会が5Gの中止を決め、スイスとベルギーのブリュッセル首都圏地域は、5Gを導入するために無線周波数電磁波の規制緩和を拒否し、ギリシャのカラマタ市議会は、5Gの試験導入を続けないと決定しました。ウクライナでは、5Gの禁止を求める請願が2万5000件寄せられ、大統領が検討することになりました。

アメリカでは、自治体が健康不安を理由に電磁波を規制することが禁止されているのですが、ハワイ州議会の計画委員会では、州内で操業しているすべての電気通信会社と公益事業に対し、「人間の健康と環境を安全にするための独立した研究および試験を通じて技術が提供されるまでの間、5G無線インフラの構築を停止するよう要請すること」が20年6月に可決されました。

また、景観保護など、まちづくりのゾーンニング規制などを利用して、5G基地局を規制する自治体も、アメリカでは増えています。

日本では、いままでの携帯電話基地局は、高さ10~15メートルの鉄塔にアンテナを設置したり、高いビルやマンションの上に設置したりしていました。多くの自治体は中高層建築物規制条例で、鉄塔など一定の高さの建築物を立てる場合、事前に建設計画を届け出て、地域住民に説明することなどを求めています。自治体によって異なりますが、高さ×2倍または3倍の範囲の住民に説明をするよう定めた条例が多いようです。

これまで、多くの自治体が中高層建築物規制条例などを利用して、携帯電話基地局の設置に歯止めをかけようとしてきました。たとえば、岩手県盛岡市では、「中構想建築物等に係わる住環境の保全に関する条例」を03年から施行し、高さ15メートル以上の携帯電話基地局を設置するさいは、計画地に看板を設置して建築計画を知らせ、近隣住民へ説明会や戸別訪問をおこない、文書で説明するよう求めています。

しかし、５Ｇ基地局は高さ２～３メートルの場所に設置されるので、高さ×２倍の範囲といっても、限られた狭い範囲になります。

さらにＫＤＤＩやＮＴＴドコモは、マンホール型基地局の設置も計画しています。ドコモの場合、道路に深さ70センチの穴を掘ってアンテナを埋設します。通常のマンホールは金属製の蓋を使いますが、金属だと電波が遮蔽《しゃへい》されるので、樹脂製の蓋を設置します。アンテナの先端と路面までの距離は、わずか10センチしかありません。

つまり、中高層建築物規制条例では、携帯電話基地局の設置を規制できません。神奈川県鎌倉市の「携帯電話等中継基地局の設置に関する条例」は、高さ制限を設けず、屋外にあるすべての携帯電話や広域無線ＬＡＮ基地局を対象にしました。

今後、５Ｇ基地局の急増が予想されますが、各地で条例を制定し、住宅地や子どもが通う施設、病院などの被ばく量を下げるべきです。

コラム①

無線通信で被ばく量と電力消費が増えている

オーストラリア、メルボルン大学のジャヤント・バリガ博士らは、通信方式ごとの電力使用量を比較し、「無線通信は有線通信よりも10倍多く電力を消費した」と報告しています。無線通信を多用することは、電力消費量の増加につながっています。

また、無線通信が増えるということは、私たちの被ばく量も増やしています。アメリカの独立した科学機関、オセアニア無線周波数科学アドバイザリー・アソシエーションのプリヤンカ・バンダーラ博士とデビッド・O・カーペンター博士は、20世紀半ばから人工的な電磁波への被ばく量が、年々増えていることを報告しました。

1950年代にはテレビやラジオが登場し、80年代には携帯電話や無線ＬＡＮなどの無線通信が普及しはじめ、2010年代になると、携帯電話などで使われる1ギガヘルツ帯を中心に大幅に増加。自然なレベルの10^{18}（百京）倍に達しました。「ＩｏＴ（モノのインターネット）や5Gは、私たちの周囲に数百万台の無線周波数送信機を加えることになり、被ばくレベルは再び激増するだろう」と、バンダーラ博士は警告しています。

なお、最近おこなわれた試験管内、生体内、動物、植物、疫学研究など2266件の研究結果を調べると、約68%の研究が有害な影響を示していたそうです。

健康と環境を守るために、無線通信の増加を止めなくてはいけません。

（加藤やすこ）

[参考]　電磁波の単位

周波数　**電磁波の波が1秒間に振動する回数　Hz（ヘルツ）**

1000 Hz（ヘルツ）＝1 kHz（キロヘルツ）

1000 kHz（キロヘルツ）＝1 MHz（メガヘルツ）

1000 MHz（メガヘルツ）＝1 GHz（ギガヘルツ）

波長　**1回の振動で進む距離。単位；cm，km**

電磁波の強さ

▶低周波の場合…磁界と電界の強さで表す

磁界：磁束密度（単位面積当たりの磁力線量）　G（ガウス）または T（テスラ）

1 G（ガウス）＝100 μT（マイクロテスラ）

1万G（ガウス）＝1 T（テスラ）

※標準単位はテスラですが、本書では認知度の高いガウスを主に使用しています。

電界：距離当たりの電圧　V/m（ボルト毎メートル）

1 kV/m（キロボルト毎メートル）＝10 V/cm（ボルト毎センチメートル）

▶高周波の場合…電力密度または局所 SAR で表す

電力密度：単位面積当たりの電力　μW/cm^2（マイクロワット毎平方センチメートル）

局所 SAR：10 g当たりの組織に6分間に吸収されるエネルギー量の平均値　W/kg（ワット毎キログラム）

第2章
まずは知りたい電磁波の基本

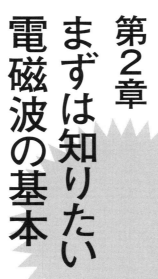

1 私たちを取り巻くさまざまな電磁波

■大久保貞利

強い力をもつ人工の電磁波

電磁波は、電気の力が及ぶ電場（電界）と磁気の力が及ぶ磁場（磁界）が生み出す波のことで、身の回りにたくさん存在しています。電磁波には、太陽が発する光や雷などのように自然界のものと、人工のものがあります（32ページ表❶）。人工の電磁波のなかには自然界の電磁波より非常に強い力をもつものもあります。

「波」という字が付いていることからわかるように、電磁波は、静磁場*以外はつねに振動しています。

1秒間の振動回数を周波数といいます。電磁波は周波数によってさまざまな種類があり、大きく分けて振動数の少ない電磁波を低周波、多いものを高周波と呼びます。パソコンや家電製品などには主に低周波の電磁波が利用され、携帯電話やスマホなどの通信機器類には高周波（マイクロ波など）が用いられます。

人工電磁波は生命活動に大きなダメージを与える

人体は、微弱な電気的伝達で生命が営まれています。脳が身体に指令を出す、筋肉や心臓を動かす、臓器と臓器の間で情報伝達をするなど、さまざまな場面で電気的な信号をやりとりして生命活動をおこなっているのです。自然界にはない人工の電磁波は、微弱な電気的伝達による生命活動の秩序を混乱させ、大きなダメージを与える可能性があります。

　とくに、いつも人体の近くに置かれ、長時間電磁波を発生させている携帯電話やスマホの影響は深刻です。WHO（世界保健機関）のIARC（国際がん研究機関）は、低周波磁場・高周波とも電磁波を発がん性の可能性ありの「2B」に分類しています。

　現在のような人工電磁波がまん延する環境は、人類が初めて体験するものです。

　33ページの表❷に示しましたが、暮らしのなかにどんな発生源があるのか、具体的に知っておく必要があります。

＊静磁場：自然磁界にある動かない磁場。医療用磁石や地磁気などで、人体への悪影響はないと考えられる。

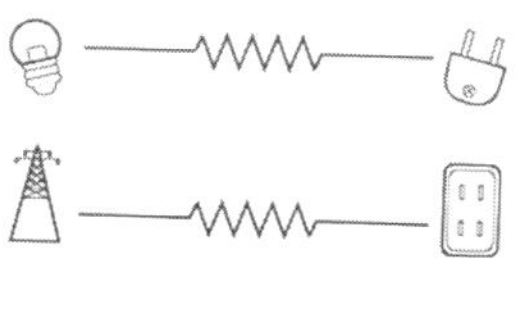

表❶ 自然の電磁波と人工の電磁波の種類

長 ↑ 波長 ↓ 短

低 ↑ 周波数 ↓ 高

種類			主な用途
		超低周波	送電線　家電製品
電波		超長波	IH 調理器
電波		長波	海上無線
電波		中波	AMラジオ放送
電波		短波	短波放送　アマチュア無線
電波		超短波	FMラジオ放送　テレビ放送
電波	マイクロ波	極超短波	携帯電話　電子レンジ
電波	マイクロ波	センチ波	衛星放送　衛星通信　レーダー
電波	マイクロ波	ミリ波	レーダー
電波	マイクロ波	サブミリ波	光通信システム
光		赤外線	赤外線ヒーター　赤外線写真
光		可視光線	光学機器
光		紫外線	殺菌灯
放射線		エックス線	レントゲン写真
放射線		ガンマ線	医療

表❷ 人体への影響が懸念される電磁波の種類と発生源

種類	発生源	健康被害
低周波 **（極低周波）** 1～1万ヘルツ 家電製品は1秒間に50・60回振動	各種家電製品 送電線 変電所 自動改札機 盗難防止ゲート パソコン 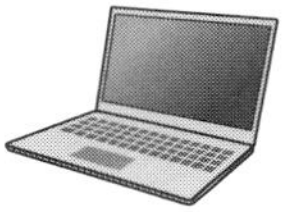	頭痛、疲労感、ピリピリ感など。 神経レベルの正常活動を妨害し、イライラを誘発。 神経細胞からカルシウムイオンを流出させる。 神経伝達物質（メラトニン、セロトニン、ドーパミン）を減少させる
中間周波 中間の周波数帯 10キロヘルツ～10メガヘルツ	ＩＨ調理器 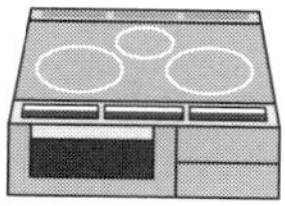	
高周波 **（マイクロ波など）** 1000万～1000億ヘルツ（10メガヘルツ～100ギガヘルツ） 携帯電話やスマホは1秒間に20億回以上も振動	携帯電話 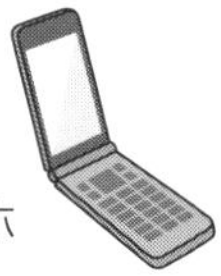 スマホ 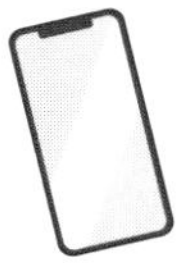 携帯基地局 コードレスフォン レーダー 無線LAN 電子レンジなど 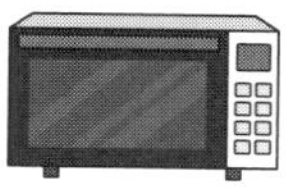	**（1）刺激作用** 筋や神経への刺激、 ぬれた体で電気をさわるとビリッとくる感覚 **（2）熱作用** 体温を1～2度上げる、 神経と神経筋機能の変化、 血液脳関門の透過性の増加、 眼球の水晶体白濁・異常、 免疫力の低下、 精子産生の減少、 催奇形性など **（3）非熱作用** DNA障害、脳腫瘍の発生、 発がん性の懸念

2 電磁波が与える人体への影響の原則

■大久保貞利

人体への影響の強さは出力・時間・距離で決まる

電磁波が人体へ与える影響は、
①出力が強いほど
②被ばく時間が長いほど
③人体との距離が近いほど
強くなるという原則があります。

電磁波による健康への影響を少なくするには、まず、この3つの原則に当てはまる状況を減らす

電磁波の影響を減らすポイント

① 出力の強い施設を避ける

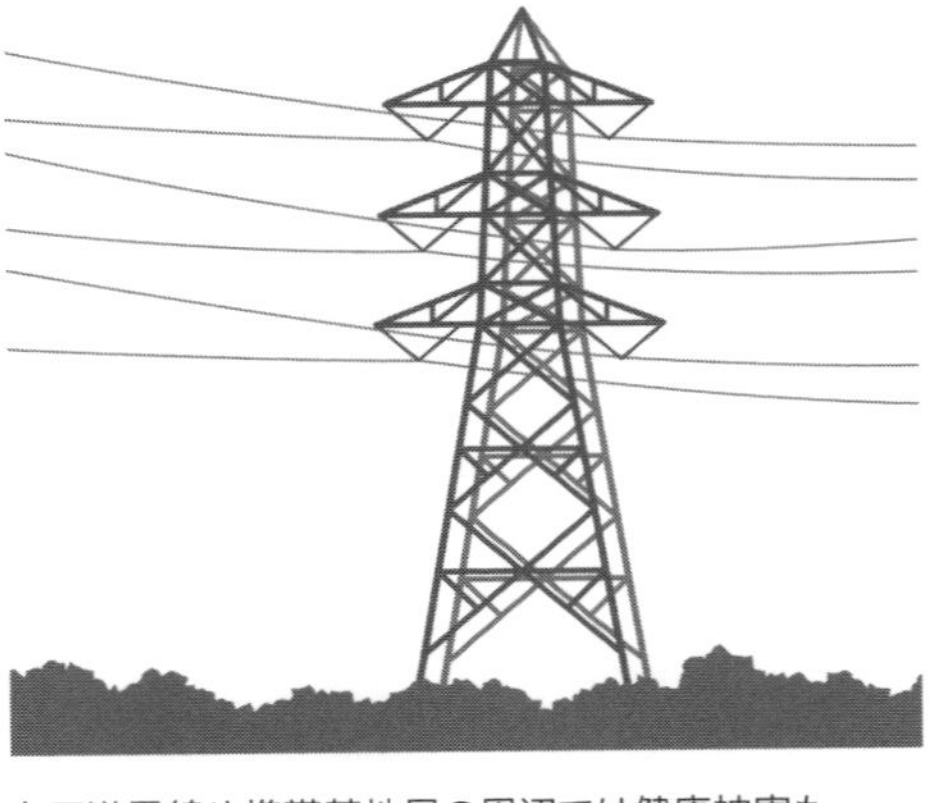

高圧送電線や携帯基地局の周辺では健康被害も

ことがポイントです。

また、この3つの要素が重なることで、人体への影響はさらに大きくなると考えられます。たとえば、長時間、人体の近くで使用することが多いパソコンやスマホ、携帯電話などには注意が必要です。

人体への影響が大きい電磁波の発生源や対処法については、第3章以降で詳しく紹介していますが、本章では、電磁波の主な影響について、簡単に紹介しておきます。

高圧線の近くは小児白血病の発症率増加

出力の強い施設としては、高圧送電線や変電所などがあげられます。

② 長時間の被ばくを避ける

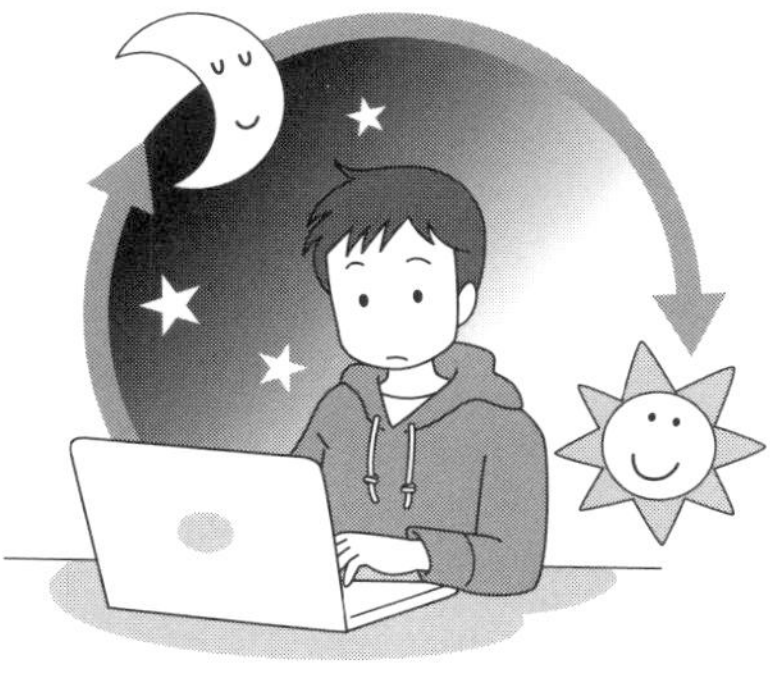

長い時間使用しがちな電子機器に注意

③ 近い距離での被ばくを避ける

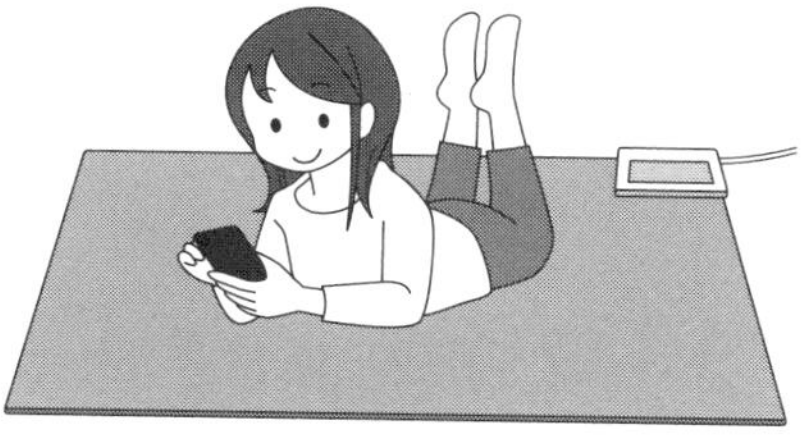

人体に近い距離で使う家電製品は控えめに

2001年にWHO（世界保健機関）のIARC（国際がん研究機関）は、低周波磁場と小児白血病の関係を指摘しました。

日本でもその翌年、高圧線などから出る低周波の電磁波の影響が強い環境下では、10歳未満で小児白血病の発生率が4・32倍になるという調査結果を発表しました。

人体との距離が近ければ近いほど電磁波の影響を受けやすくなります。近くに大きな高圧送電線がある場合、常に電磁波を受け続けている可能性があります。

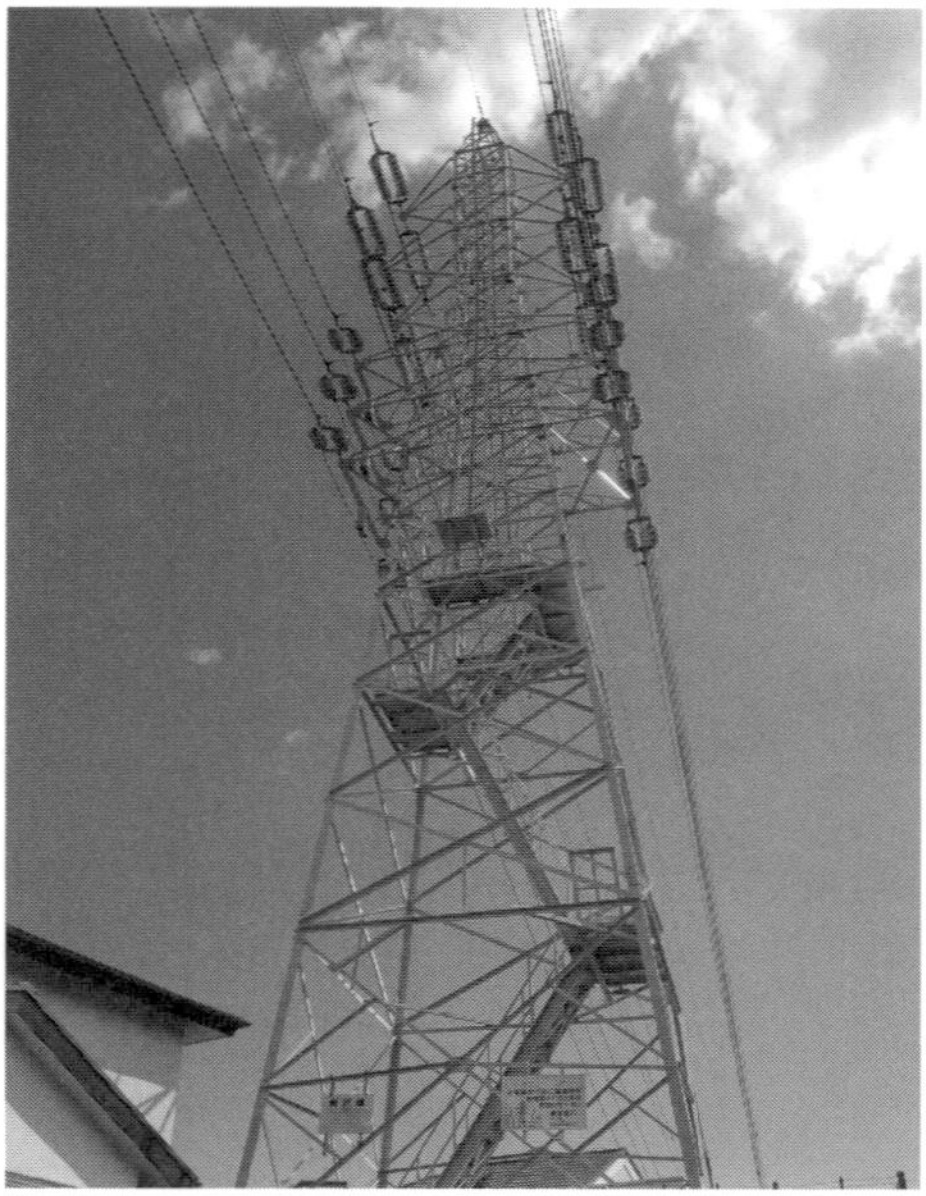

携帯基地局周辺での健康被害

携帯基地局からは、強い高周波電磁波が放射され、基地局近くに住む人への健康影響が問題となっています。

たとえば、屋上に携帯基地局が設置されたマンション住民に、頭痛や肩こり、不眠、鼻血、疲労感などの深刻な症状が現れ、仕事や生活に支障が現れました（71ページコラム④）。

自覚症状がなくても、発がんなど生体への影響も懸念されます（第４章）。

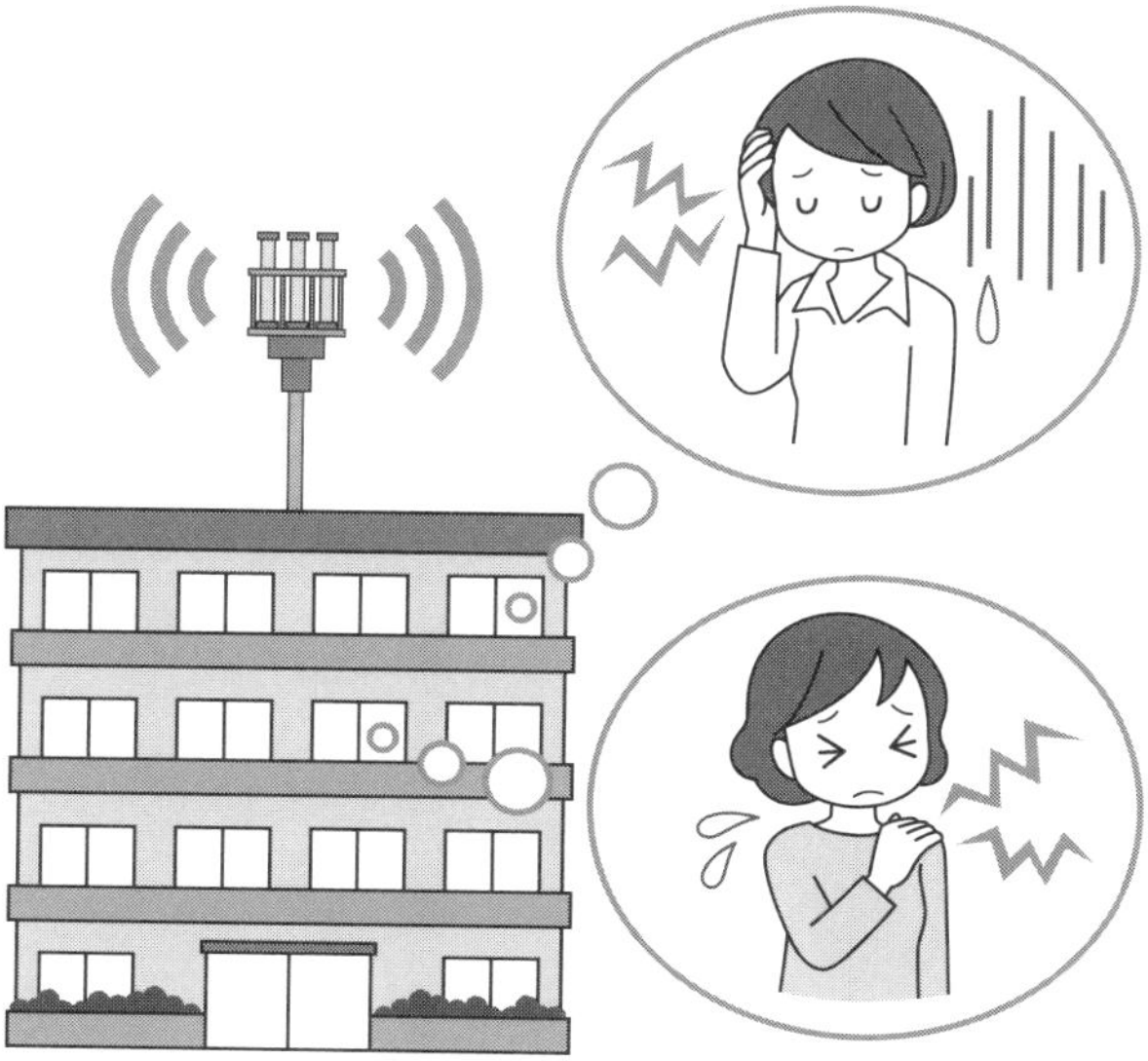

スマホ・携帯電話は脳へ大きな影響を与える

スマホや携帯電話は、電子レンジと同じ高周波のマイクロ波が使われます。

脳のごく近くで使用されることから、長時間使用すると、脳細胞のＤＮＡ切断、脳細胞の損傷、脳腫瘍などのリスクが高まると警告されています（第3章）。

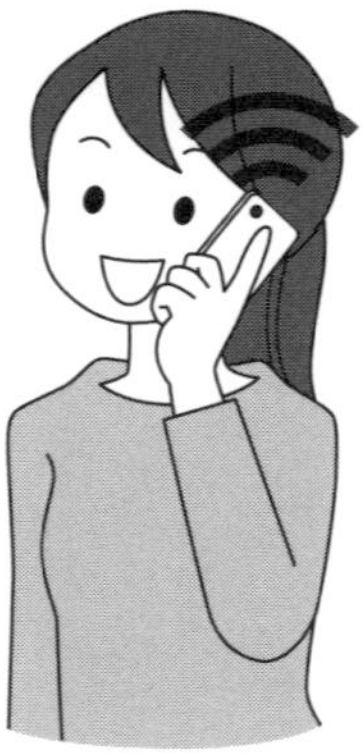

日常的に使用する家電製品からも強い電磁波

日常的に使っているありふれた家電製品も電磁波の発生源です。とくにＩＨ調理器、電子レンジ、コードレス電話機、電気毛布など、電磁波が強い製品には注意が必要です（第5章）。

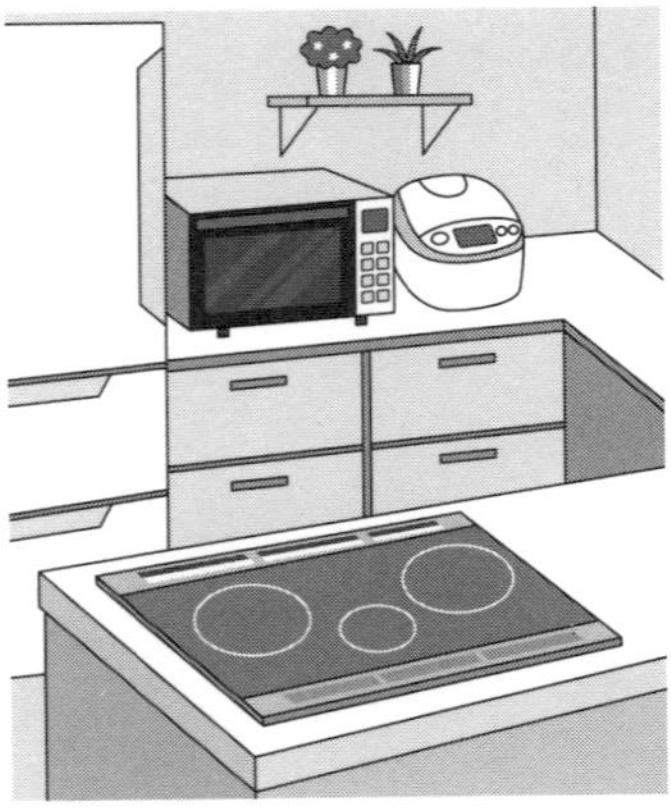

増えている電磁波による健康被害

電磁波による健康被害には、小児白血病や脳腫瘍、乳がんなどの生体への物理的な作用と、頭痛や疲労感、耳鳴りなど電磁波への過敏反応によるさまざまな不快症状があります（表❶）。

とくにいま、電磁波による深刻な不快症状に悩む電磁波過敏症の人が増えています、電磁波が発生する環境から逃れるために退職や転校、転居を余儀なくされる例も少なくありません。電磁波過敏症の診断法の確立が待たれます（第7章）。

表❶ 多岐にわたる電磁波の健康被害

小児白血病	脳腫瘍	乳がん	その他のがん
頭痛	吐き気	疲労感	皮膚異常
記憶障害	めまい	貧血	歯やあごの痛み
筋肉痛	関節痛	手足しびれ	耳鳴り
不定愁訴	不快感	不整脈	うつ
方向感覚まひ	不眠	自律神経失調	発作
学習障害	むくみ	知覚障害	心因性あざ
便秘　など			

（まとめ：大久保貞利）

コラム②

電磁波を半年照射したマウスは老化が進行

下の２枚の写真のマウスは、上が無照射の健常マウス、下はブラウン管のパソコンと同類の電磁波を半年間照射した被ばくマウス。毛並みがふさふさした健常マウスに比べ、被ばくマウスは毛並みが乱れ、老化の指標ともいえる白内障が認められました。

現在のパソコンはブラウン管から液晶画面になり、電磁波は微弱になっていますが、私たちは実験のマウスよりもさらに長期間、さまざまな電磁波にさらされています。最近、若年世代に白内障が増えています。電磁波ばく露による酸化ストレスで、老化が進んでいる可能性があります。

無照射マウス

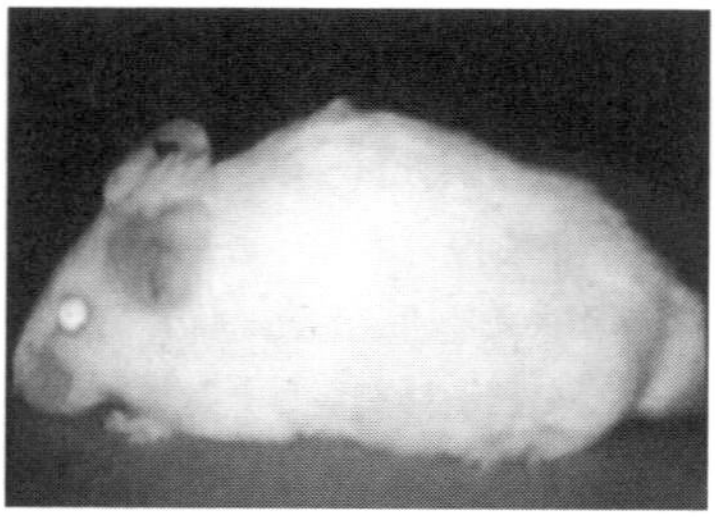

被ばくマウス

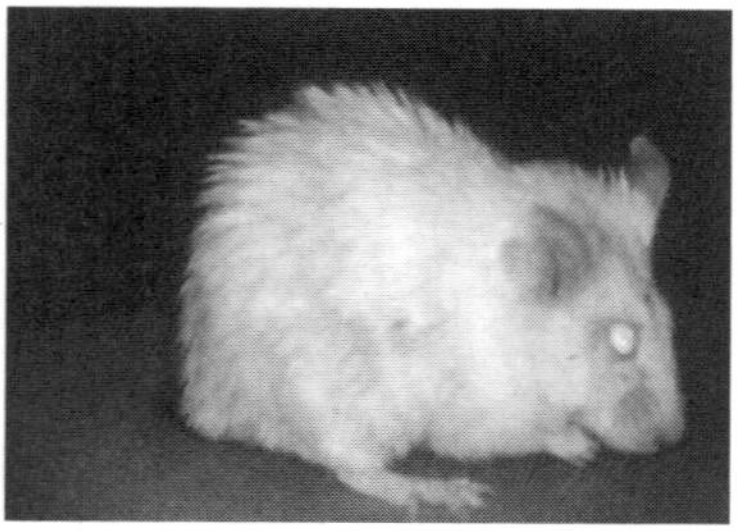

『生体と電磁波』坂部貢他、丸善出版より

第3章
携帯電話・スマホからの電磁波被ばく

1 マイクロ波が脳を直撃

■大久保貞利

被ばく量が高い携帯電話・スマホの影響

製品名のとおり、身体のごく近くで持ち運びする携帯電話・スマホは、日常の使い方に注意が必要です。携帯電話は通信機能をＯＮにした状態では、24時間電磁波を発し、ガラケー（従来型の携帯電話）は基地局と3秒ごとに、スマホは常時交信しています。「歩くパソコン」であるスマホは、間断なく基地局と交信しているため、被ばく量が高くなります。

携帯電話・スマホは、人体との距離が近く、長時間使用するものですから、さまざまな問題が懸念されています。

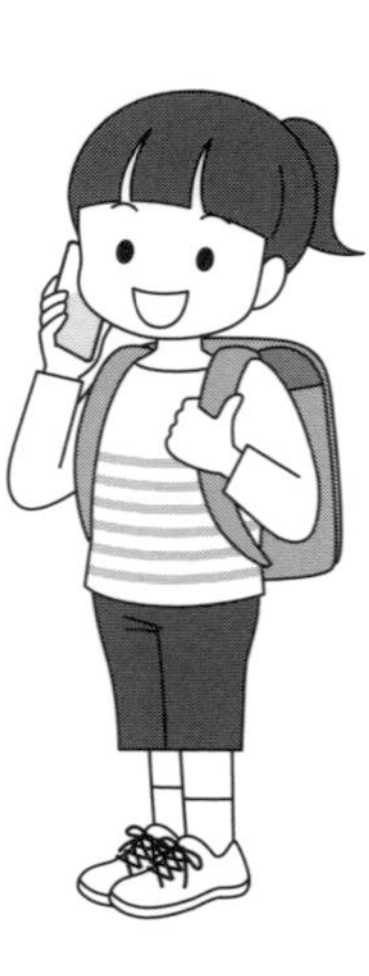

通話時間が長いほど脳腫瘍のリスクが高まる

フランスの調査では、携帯電話の通話時間が長いほど、脳腫瘍発症のリスクが高まるとされています（ボルドー大学研究チームの報告、2014年）。また、若い人ほど「生涯の電磁波被ばく総量」が多くなり、それによって脳腫瘍の発生リスクが高まると報告されています。

精子の動きと生存率が低下

男性を、ズボンのポケットに携帯電話やスマホを入れているグループと、ポケットに入れないグループに分けて、精子の状態を比較した結果、精子のスピードと生存率の項目で、ポケットに入れているグループのほうが、平均8ポイントも低い結果が出ました（イギリス、エクセター大学の研究、14年）。

ズボンのポケットは睾丸に近く、精子が電磁波に曝《さら》されやすいのです。

ちなみに女性の調査では、ブラジャーの中に携帯電話を挟んで持ち歩いていた4人の女性の、携帯電話と接触していた箇所に乳がんが発症したと

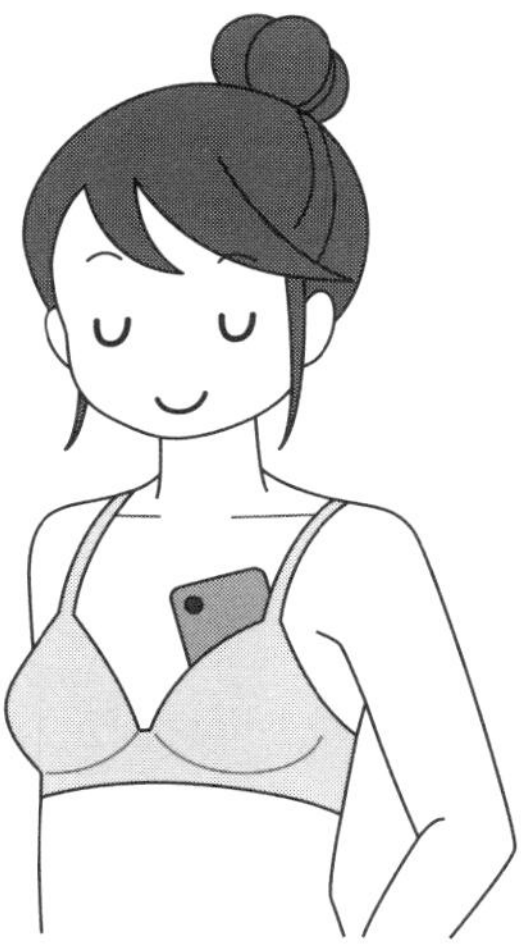

の報告があります（アメリカ、『Case Reports in Medicine』誌掲載の症例報告、13年）。

認知症のリスクも

携帯電話の通話モードの電磁波をラットに照射すると、わずか2時間の照射で、記憶を司る海馬と大脳皮質などが萎縮しました（スウェーデン、サルフォード博士の研究、03年）。

ドイツの民間研究所の研究では、携帯電話でたった90秒通話するだけで、電磁波の影響によって、赤血球同士がくっついて血流が遅くなり、元のサラサラの状態に戻るまで40分を要したことが報告されています（図❶）。

血流の不全がさまざまな症状を引き起こすことはよく知られています。

子どものスマホ使用は最小限に

子どもの頭蓋骨《ずがいこつ》は薄く、脳の容積は小さいので、スマホや携帯電話を頭の近くで使うと、おとなより電磁波の影響をより多く受けます（46ページ図❷）。妊娠中はもちろん、赤ちゃんを抱っこしながら、赤ちゃんの頭のそばで、スマホや携帯電話を使うのはやめましょう。

また、ラットに電磁波を浴びせた実験では、脳への有害物質の侵入を防ぐ脳関門が開いてしまうことがわかっています。子どもの脳の近くで携帯電話やスマホを使うことが、脳の正常な発達を妨げる要因になることが懸念されています。

図❶ たった90秒の通話で血流悪化（ドイツの民間研究所の研究）

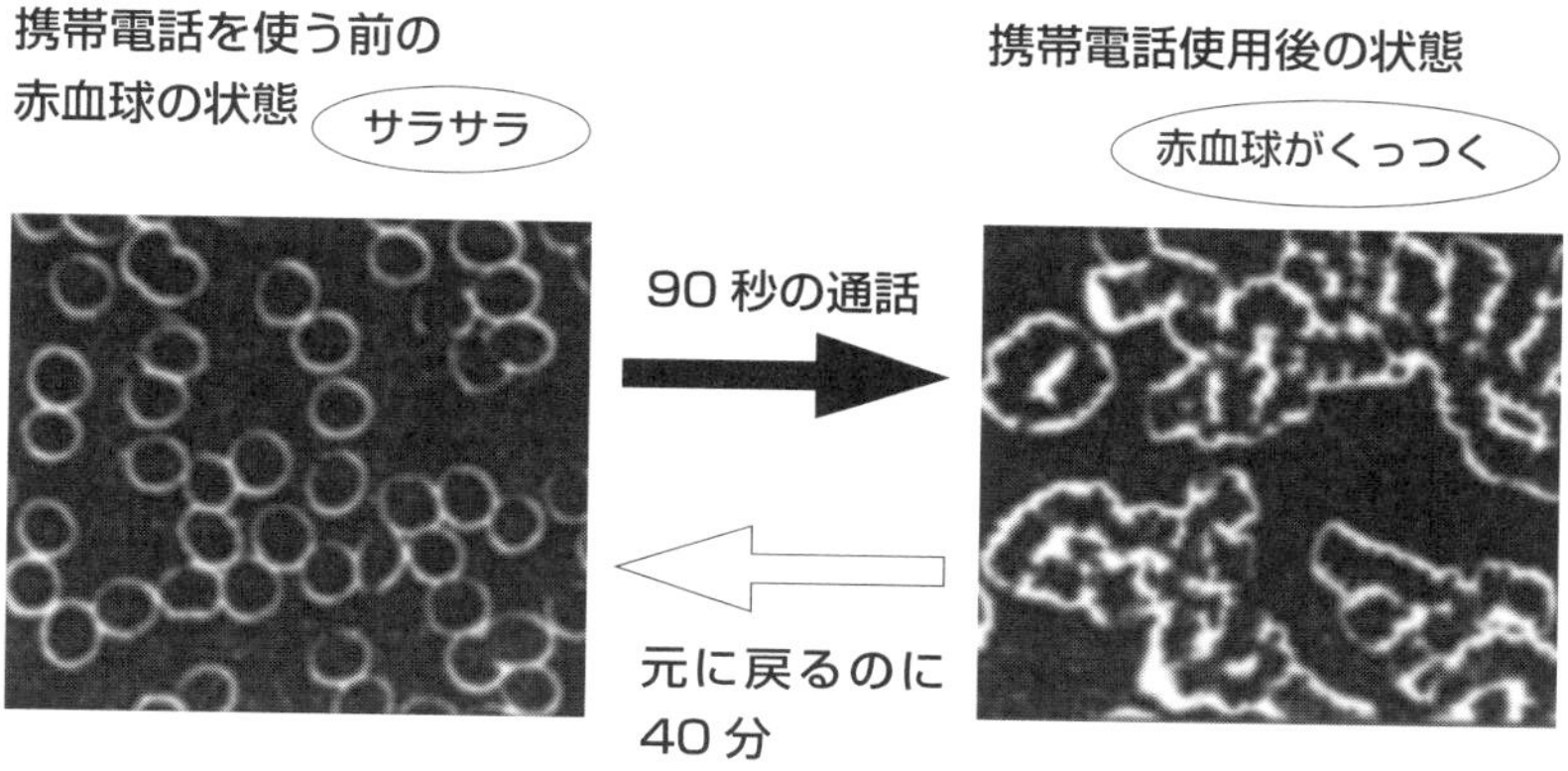

携帯電話を切って 40 分後、やっとサラサラの状態に戻る

出典：『電磁波の何が問題か』（大久保貞利著、緑風出版）より

子どもの行動を見守る機器として、キッズケータイが宣伝されていますが、安易に子どもに持たせるのは危険です。

携帯電話やスマホには、電磁波問題以外にゲーム依存、さまざまな社会的なトラブルに巻き込まれるなど、別種の問題もあります。

持たせる必要がある場合は、子どもに電磁波の健康上の危険性について話し、長時間使用しないこと、時間帯や場所を決めて使用すること、通話のさいはイヤホンマイクを使うこと、やりとりする相手や使ってよいアプリを決めること、個人情報などアップしてはいけない内容に注意すること、また、不審なことがあったらすぐに親に報告するなど、使い方のルールを親子で話し合っておくことが重要です。

図❷ 携帯電話の電磁波の熱量は 5歳児の脳にはおとなの4倍吸収される

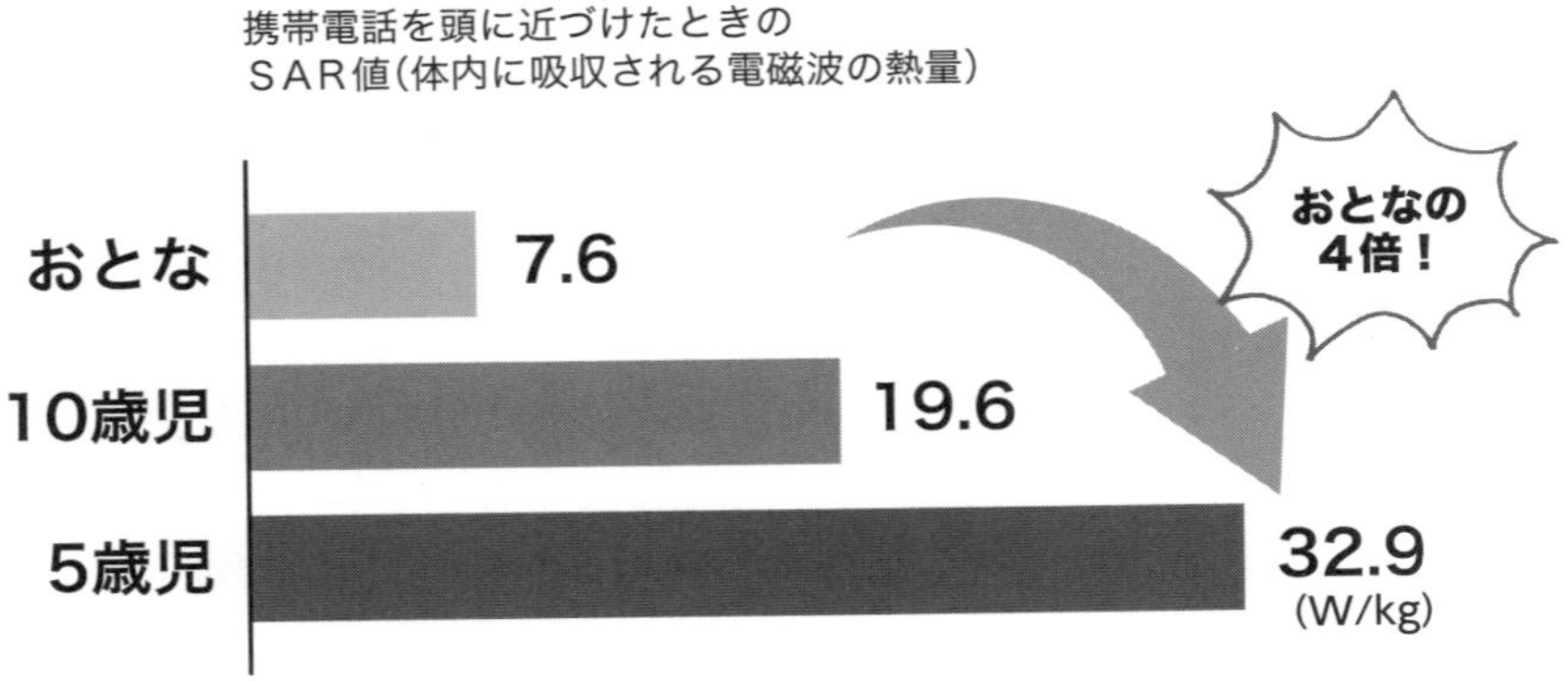

アメリカ、ユタ大学、ガンジー博士の研究（1996年）より作図

ヨーロッパでは、マスメディアが電磁波問題を大きく取り上げているため、市民が高い関心をもっています。その結果、子どもを守る国の施策として、携帯電話の使用が厳しく規制されています（64ページ表❶）。

たとえば、フィンランドでは、10年以上も前に小児の使用に関しては文字情報の通信に限ること、通信のさいはイヤホンマイクを使用することを指導すること、保護者に対しても、使用回数と通話時間を制限させることを指導しています。

一方、日本では電磁波の危険性について、マスメディアがほとんど報道しないため、市民の関心が必ずしも高くありません。ヨーロッパでは、安全性が未確認の化学物質や新規の技術に対して「予防原則*」を採用する国が多いのですが、日本では「疑わしきは回避する」という考えが希薄です。

マスメディアが電磁波問題をとり上げないのは、原子力発電などと同様、電力会社や電機メーカー、通信会社などと、新聞やテレビなどの広告収入との関係があるのかもしれません。

＊予防原則：人体や環境に対して重大な影響を及ぼすことが予測される場合、因果関係が科学的に証明されていなくても、社会的な規制措置を可能にする制度や考え方。

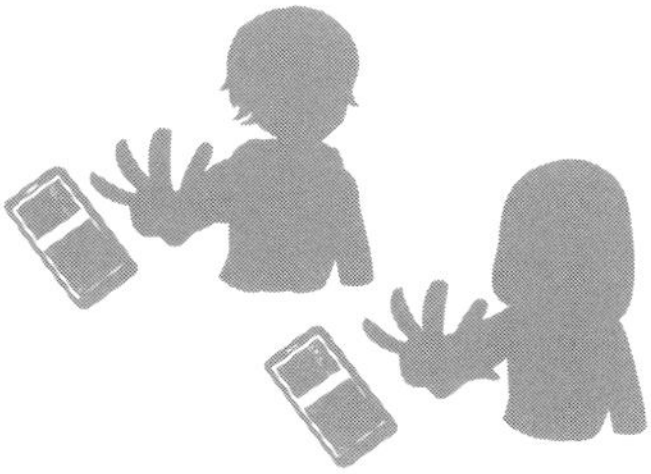

2 携帯電話の電磁波が血液脳関門を開く可能性

■坂部 貢

電磁波は子どもほど影響を受けやすい

脳が発達途上にある子どもの場合は、頭蓋骨がおとなに比べて薄く、頭が小さいために電磁波と共振しやすいという特徴があります。使用中の携帯電話を子どもに近づけると、おとなよりも脳の内部まで電磁波が吸収されることになります。

5歳と10歳の子どもでは、頭の10分の1以上が、SAR値＊の基準値2W／kgを超えて被ばくしています（図❶）。

また電磁波は、生命維持を担っている脳幹あたりまで達していました。携帯電話から発生する電磁波は、電子レンジと同じマイクロ波です。

遺伝子損傷、脳機能低下の報告も

脳腫瘍の発症や精子への影響のほか、神経系の細胞などの遺伝子の損傷、記憶障害など脳の機能低下が報告されています。

図❶ 携帯電話との接触は、子どもほど脳に深く被ばく

携帯電話帯域の頭部での電力吸収のシミュレーション
（SARの分布）Gandhiら

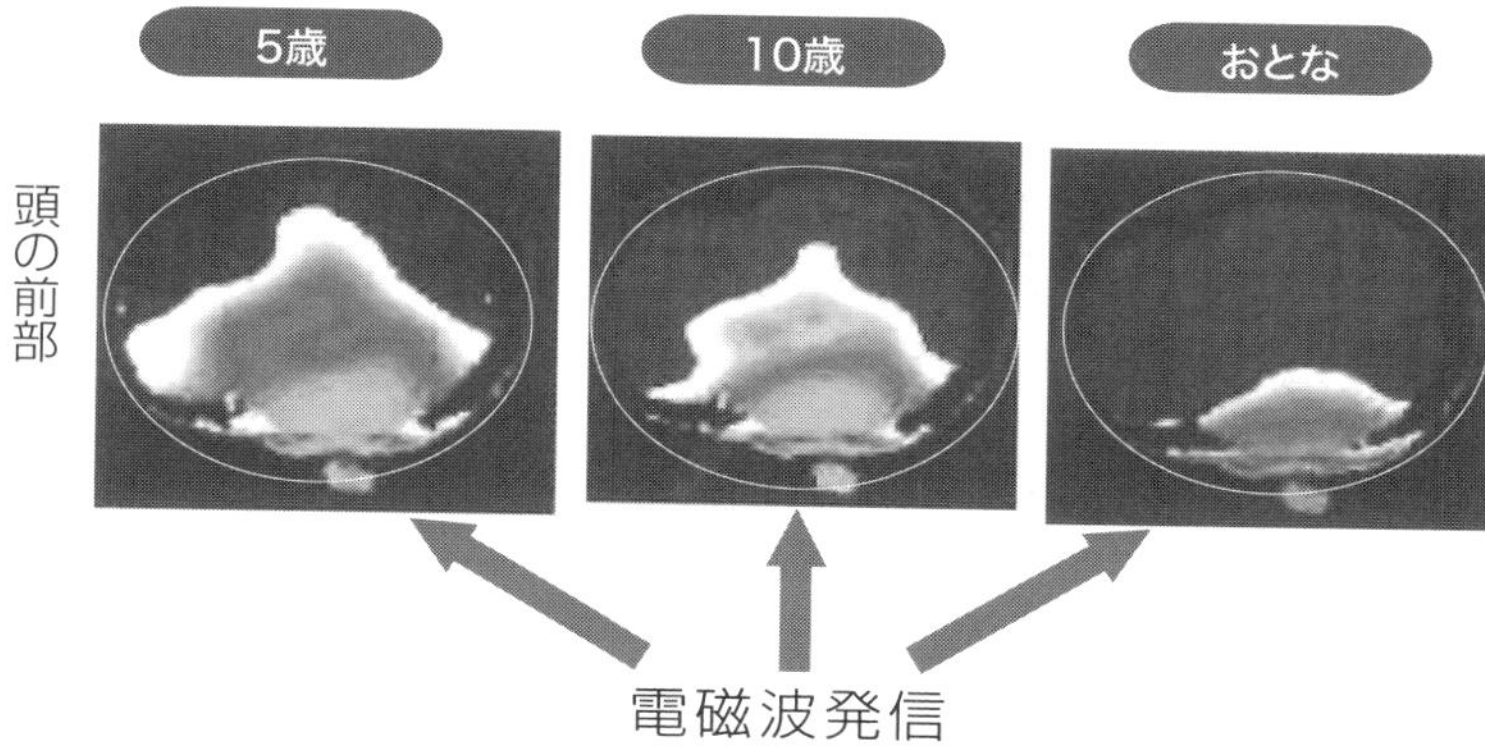

『生体と電磁波』（坂部貢他、丸善出版）より

たとえば、ラットの実験では遺伝子のDNAを損傷することが報告されています（アメリカ、H・ライ博士ら、１９９６年）。遺伝子の損傷は、脳腫瘍の発症や神経細胞の機能に影響を及ぼし、記憶障害などの脳の高次機能低下等につながることが危惧されます。

携帯電話と同じ波長の電磁波をラットに2時間浴びせた実験では、血液脳関門が開いてしまうという結果も報告されています（スウェーデン、サルフォード博士、94年）。

これは、血液を通じて脳の細胞に栄養や酸素を送り込むさい、脳に不都合な物質をせき止める関門が開いてしまうということです。たとえば血液の中に溶けている有害物質で、本来は通過することができない種類の農薬や重金属類などが脳内に

入ってしまうため、子どもの脳の正常な発達に、ごく早期の段階で影響を及ぼすことが懸念されています。

さらに、ラットに通話モードの電磁波を2時間浴びせたところ、大脳皮質、海馬および脳基底部の神経組織の萎縮がみられました。これも血液脳関門が開くことと関係していると推察されています（サルフォード博士、2003年）。

これらはすべて動物実験の結果で、人への影響に100％あてはめることはできませんが、予防原則の観点から、次世代への影響を考慮し、ヨーロッパのように、妊婦と子どもには使用制限をすることが必要でしょう。

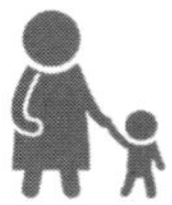

極低周波でも流産が約2倍

女性の生殖器系への影響については、「影響あり」と「影響なし」の研究報告が混在していますが、サンフランシスコに居住する969名の妊娠者追跡調査では、極低周波の0・16マイクロテスラ（μT）以上のばく露で、流産が1・8倍になったという報告があります。

この流産が、母体に対する何らかの影響によるものか、胎児に何らかの影響が生じたことによるものか、あるいはその両方なのかは不明ですが、さまざまな研究報告も併せて考えると、予防原則の考えに則《のっと》った対策が求められます。

＊ＳＡＲ値：電磁波が人体に吸収されるエネルギー量。携帯電話など人体の近くで使うものに対して許容値が規定されている（２Ｗ／kg、四肢は４Ｗ／kg）。各機種のＳＡＲ値は、通信サービス提供会社のウェブサイトで公表されている。

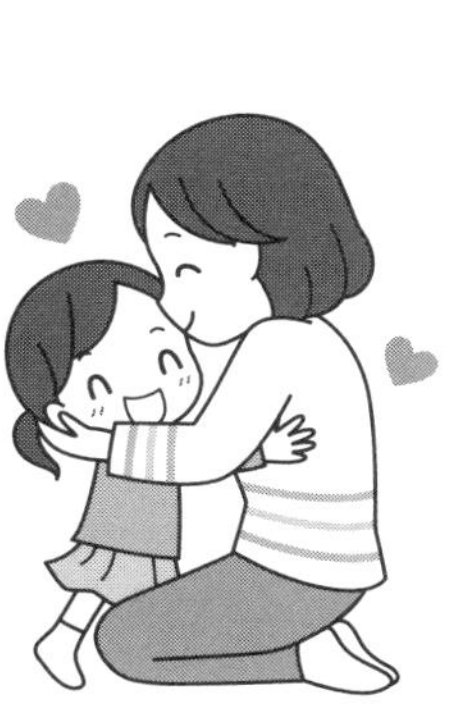

3 携帯電話で脳腫瘍と精子異常のおそれ

■上田昌文

驚くほど強い！ 携帯・スマホの電磁波

私が環境中のさまざまな電磁波を計測しはじめてから20年近くになりますが、携帯電話・スマホの端末から発せられる電波が、環境中のほかの電波と比べて、飛び抜けて強いことに、いつも驚かされます。

スカイツリーのような巨大電波塔の直下などを除けば、普段の生活でばく露する、どの電波と比べても、数千倍から10万倍ほども強いのです。

携帯電話・スマホは、電子レンジと同じくマイクロ波を利用しています。通話するとレンジ使用時にレンジ本体に耳を当てたときとほぼ同じ強さの電波を浴びることになります。

スマホの一種ｉＰｈｏｎｅ《アイフォン》の使用説明書に、持ち運ぶさいにも、「人体から1・5センチ以上離す」ように注意書きされているのも、端末のごく近くでは、国際的な基準値を超える強さの電磁波を浴びてしまうことを裏づけています。

「電磁波は、ガラケーとスマホではどっちが強いの？」とよく質問されますが、組織への加熱の度合いを示すＳＡＲ値（電磁波が人体に吸収されるエネルギー量）でみる限り、個別機種ごとの違いのほうが大きく、さらに電波の通りの良し悪しによっても大きく変動するため、ガラケーとスマホの単純な比較はできません。

ＰＨＳ[*1]の電磁波は携帯電話・スマホの約10分の1とされ、人体や医療機器への影響が少ないとのことから、多くの病院で院内連絡などに使われてきました。

一方、コードレスの電話は、携帯電話に匹敵する強い電磁波を発する機種が多いことが報告されています。

脳腫瘍の発生は回数より累積通話時間が影響

これほど強い電波に恒常的にばく露されると、予想しがたいさまざまな健康への影響がもたらされるおそれがあります。

長時間・長期間の使用、しかも若年時からの使用であればあるほどリスクが高まります。

とくに、ここ10年ほどの研究で明確になってきたのは、

●携帯電話を当てる耳の位置の近くに脳腫瘍が発症するリスクが高まること
●メールも含めて使用頻度が高くなるほど、精子の損傷割合が大きくなること

この2点です。

世界最大規模の症例対照研究「インターフォン研究」[*2]によると、グリオーマ（脳腫瘍の一種）の発生は、携帯電話の累積通話時間が1640時間（たとえば毎日27分、10年間使用）を超える人では、不使用の人に比べ、1・4倍に増加しています。

また、1～4年の短期間に累積通話時間が1640時間を超えた群では、3・77倍の増加がみられました。

さらに、いつも同じ側の耳に携帯電話を当てている人では、同じ側にグリオーマが発生するリスクが高い（1・96倍）という結果もみられました。

精子の数と正常率の低下、高い不妊のリスク

精子損傷に関する研究で、男性生殖器系病理の世界的権威であるアガーワル教授らの2006年の報告では、図❶のように、精子数、運動割合、正常な形の割合のいずれも、使用時間が長い人ほど低下しました。

とくに、携帯電話を1日2時間以上使用する人の精子の正常割合が21～18％しかなく、これでは不妊になるおそれがあります。

また、08年の論文では、男性32人の精液をそれぞれ同一人物のものを2グループに分け、一つはそのまま、もう一つを携帯電話の近くに置き（ズボンのポケットに入れた場合と同じ2・5センチ

図❶ 携帯電話の使用時間が長いほど 精子の数と運動割合、正常割合が減少

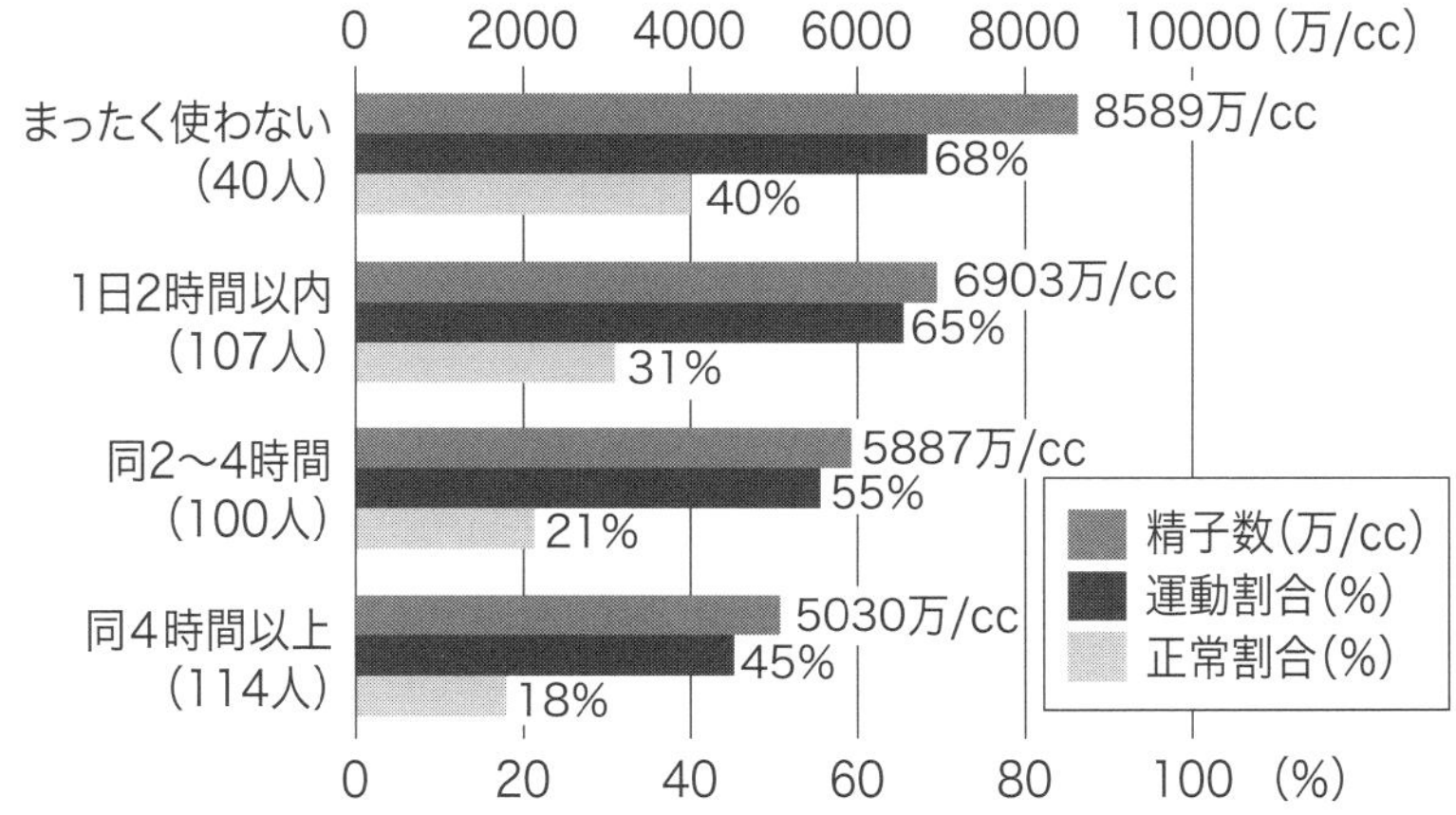

アショック・アガーワル教授（アメリカ、クリーブランド・クリニック）らの報告より（361人の男性の精子を調査。2006年）

の距離）、通話モードで1時間電波を当てた結果、先の結果と同様に精子の運動性の低下が示されました。

加えて、さまざまな疾病の誘因となるフリーラジカルが、通話の電波を当てた精液では85％も増加している、と記されています。

「スマホ老眼」「スマホ依存症」も大きな社会問題

電磁波ばく露のほかに、液晶の光を夜間に見続けることによる睡眠障害、LEDの光ではブルーライト成分が多いことからくる網膜の損傷、そして細かい字の画面を見続けることで、若者の間でも急増している「スマホ老眼」や「急性内斜視」といった問題があります。

そして何よりも問題なのは、片時も携帯電話・スマホを手放せない依存症傾向の若者が圧倒的に多くなっていることです。

日本人のほぼ全員が持つようになった携帯電話・スマホは、けっしてリスクのないものではないことが次第に明らかになってきています。この技術への何らかの規制や、適正な使い方のルールを社会全体で早急に設けていく必要があります。

政府や携帯電話通信事業者がまったく動こうとしないなか、さしあたっては自衛策（第8章）を講じて、ばく露を少しでも軽減してほしいと思います。

＊1 PHSの運用終了：ワイモバイルが2020年7月に運用を終了すると発表。通信・通話すべてのサービスが停止される（法人向け23年3月末に終了）

＊2 インターフォン研究：WHO（世界保健機関）の付属機関であるIRAC（国際がん研究機関）が中心となって、日本を含む13カ国が協力。脳腫瘍と携帯電話使用の関係を調べる国際共同の症例対照疫学研究。

休日はスマホの電源をオフに

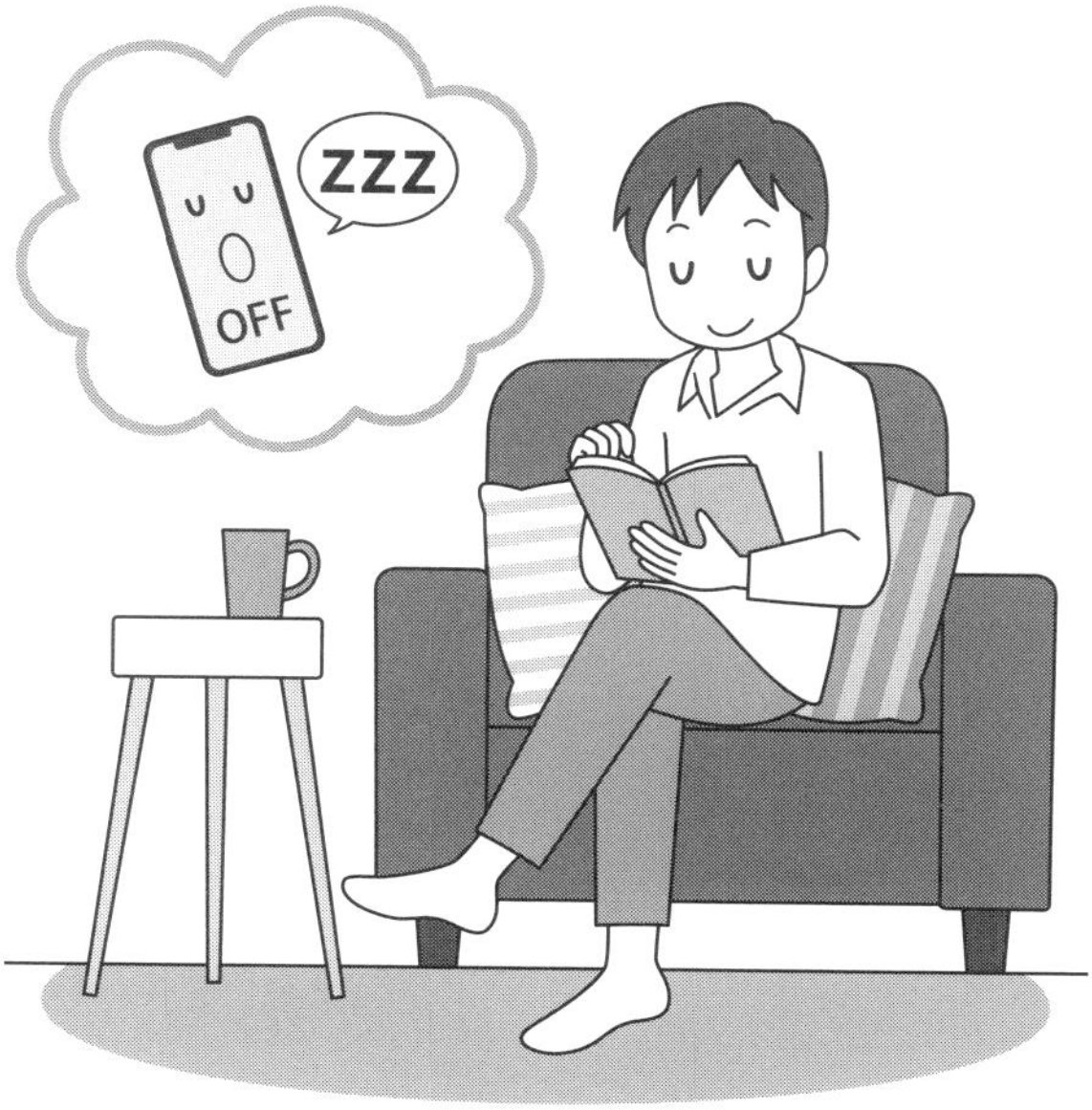

4 目を強く刺激するブルーライト

■森岡清史

光る画面を見続けています。

私たちは、情報の9割を目から得ているといわれます。これまで、紙の上に印刷された文字や写真などに光が当たることで、目は情報を読みとっていましたが、いまは情報をデータ化することで、光る画面から情報を得ています。

光る画面を見続けることは、目にとって非常に過酷な作業なのです。これは人類史上、初めての経験です。

しかも、その光はLEDライトのため、そこか

網膜への影響が懸念

スマホが、この数年急速に広がり、電話で済むことでも、いまはメールでやりとりすることが多くなっています。スマホを手放せない人が増え、オフィスではパソコンが欠かせません。

書類や手紙、新聞、書籍、広告に至るまで電子化しています。銀行や駅など身近な機器の操作がタッチパネル式になり、私たちは一日中、つねに

ら出るブルーライト*による目の網膜への影響が懸念されます。

パソコン操作は、目と画面との距離が40センチほど離れていますが、スマホは20センチ前後と近いため、目のピント調節に関わる筋肉の毛様体筋《もうようたいきん》が緊張し続け、筋肉疲労を起こします。そのため、ピント調節が正しく働かなくなり、視力が低下します。

そのうえ、スマホは常時基地局と交信しているので、電磁波を発しています。その点からも、なるべく目から離すほうがよいでしょう。

眼球の断面図

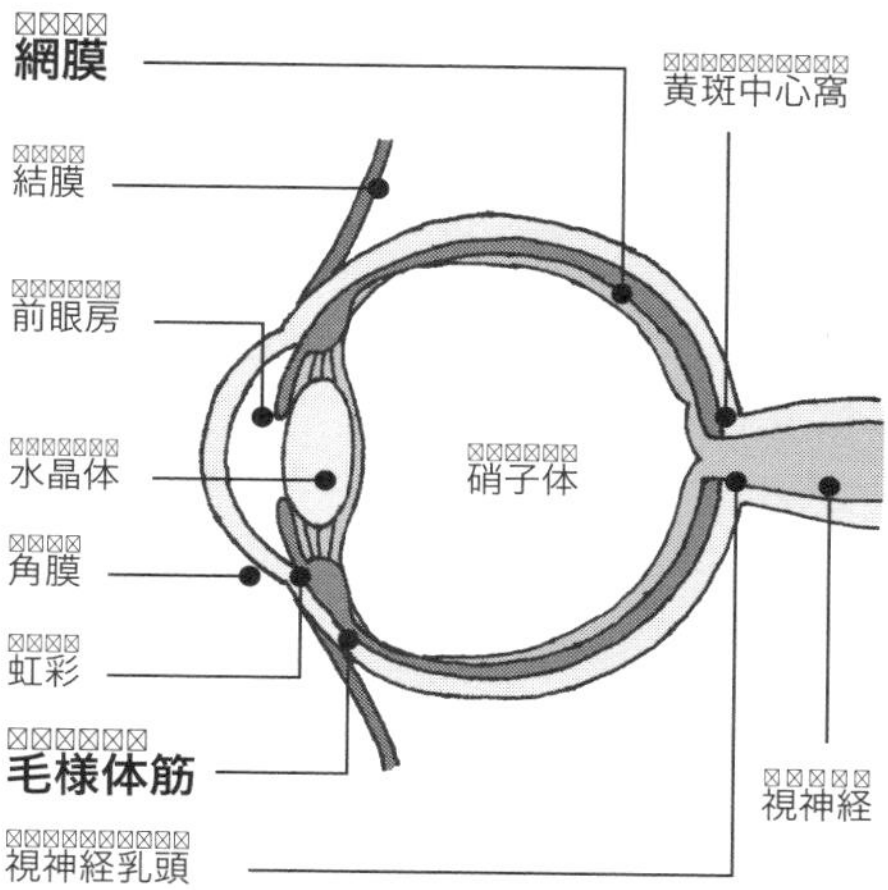

小3から増える視力低下 スマホや小型ゲーム機に注意

私は学校医をしていますが、子どもの視力低下は深刻です。以前は小学5年生から視力低下が始まる子が多かったのですが、いまは小学3年生ごろから視力1・0以下の子どもが増加しています。学校でも家庭でも電子機器に触れる機会が増えていることが一因です。

赤ちゃんのときは、近くしか見えませんが、5

歳くらいまでにおとなと同じ1・0程度まで見えるようになります。

スマホは、テレビと違って、目のすぐ近くで見るため、乳幼児の視力の発達にとっては、おすすめできません。しかも、ブルーライトが出ているので、目の網膜にダメージを与えるおそれがあります。

子どもの目を守るために、目の近くで操作する電子機器は接触時間を短くするなど、おとなができるだけ配慮したいものです。

目を動かし、温め、毛様体筋をリラックス

目を守るためには、まず、パソコンやスマホを1時間操作したら5分は休むことです。

そして、疲れた目をほぐすには、30センチ先と3メートル先にあるものを5秒ずつ交互に見つめ、それを1分間繰り返します。ピントを合わせる距離を変えることで、毛様体筋がほぐれます。遠くを見ると、毛様体筋が伸びてリラックスします。また、目をひんぱんに動かすと、疲労物質である乳酸や活性酸素を流すことができます。

また、目を温めることも大切です。冷やすと一時的に気持ち良く感じるかもしれませんが、目にとっては逆効果。毛様体筋が緊張して血流が悪くなり、疲労回復にはなりません。

湯に浸してしぼったホットタオルを目の上に置いて休むと効果的です。それができないときは、目をつぶり、光をシャットアウトするだけでもよいでしょう。

目にとって、暗い環境はストレスが少ない状態なのです。いまは照明がＬＥＤに切り替わり、夜も明る過ぎる環境になっています。

天気の良い日に外出するときは、サングラスや帽子などで目を守りましょう。また、スマホやパソコンの画面は、見えるギリギリの明度に抑えたほうがよいでしょう。

＊ブルーライト：光は電磁波の一種であり、波長の長さによって見え方が異なる。ブルーライトは、私たちが見ることができる可視光線のなかでも波長が短い光で、紫外線に近い。エネルギーが大きく、見続けると網膜に傷害を起こす危険性がある。

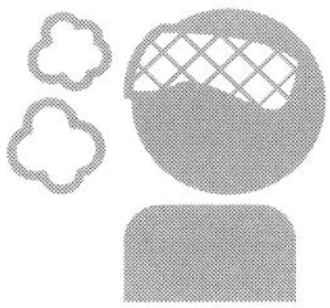

コラム③

ブルーライトの影響を減らす工夫

1　30 センチ以上離して見る

スマホの画面から距離をとることです。距離をとれば網膜への負担が少なくなります。スマホの文字を大きめにするか、画面の大きい機種を使うのがおすすめです。

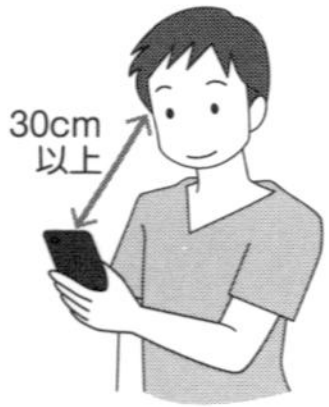

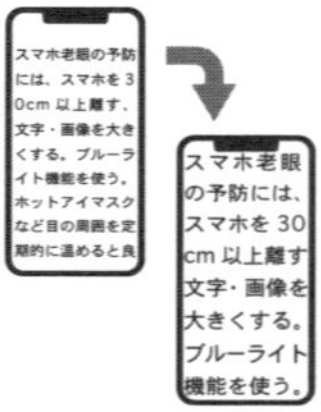

文字サイズを
大きく設定する

2　ブルーライトを減らす

スマホやパソコンのバックライトから出るブルーライトを減らす設定にしておくことです。

最近のスマホには、「ナイトシフト」「ナイトライト」など夜間のブルーライトを減らす設定が入っているので、設定画面で調節しましょう。そのほか、画面にブルーライトカットシートを貼る、ブルーライトをカットするメガネを着用するなど、手軽な方法もあります。商品により性能が異なるので、よく確かめて購入しましょう。

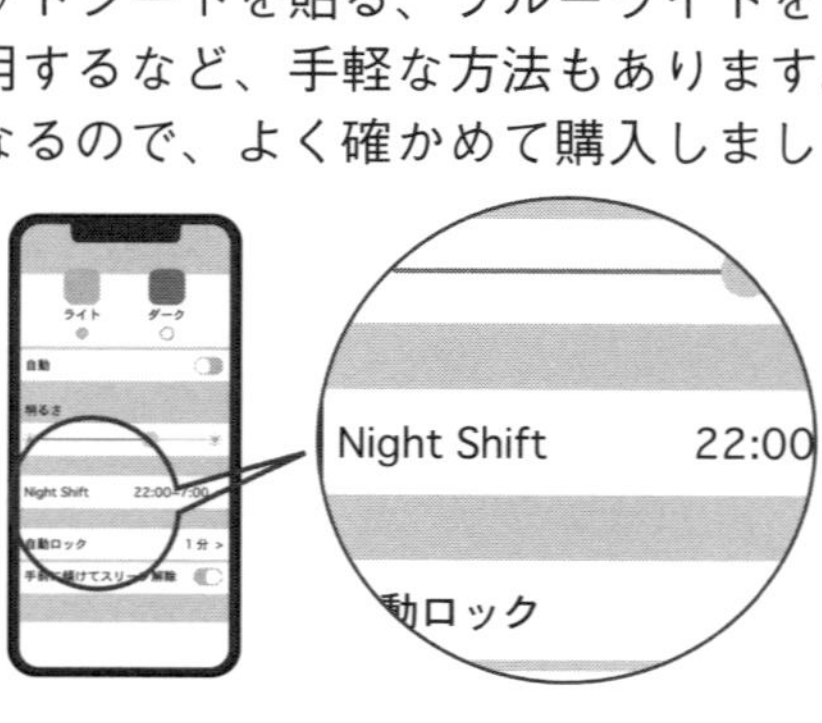

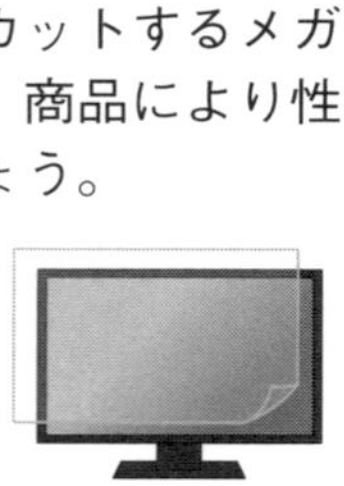

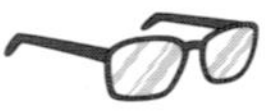

（家庭栄養研究会）

5 海外では子ども・妊婦の使用を厳しく規制

■家庭栄養研究会

日本では知らされていない電磁波の危険性

諸外国では電磁波について規制が進んでいます（次ページ表❶）。脳に影響を受けやすい子どもや妊婦などについては、とくに厳しく規制されています。

スウェーデンでは「家を建てる場合は高圧送電線から150メートル離すこと」とされています。

EUの公式調査（2007年）によると、携帯基地局に対しては欧州人の4人中3人が不安を感じています。

WHO（世界保健機関）は1997年に電磁波に関する独自のプロジェクトを開始しました（六十数カ国が加盟）。

しかし、日本では関連企業からの圧力があるためか、電磁波の有害性についてはもちろん、こうした海外事情についてもほとんど、マスメディアでは報じられていません。

SAR値についても、諸外国に比べると、日本

表❶ こんなに厳しい各国の携帯電話への規制

フランス	イヤホン使用を政府が勧告 12 歳以下の小児向けの広告は禁止 6 歳以下への販売禁止を立法化
ロシア	2002 年に、16 歳未満の子どもや妊産婦は使うべきではないと政府が勧告。使用する場合、1 回に 3 分以内。 2009 年に、妊婦、18 歳以下の青少年、神経疾患、その他脳神経系に疾患をもつ可能性のある者は使うべきではないと勧告
アメリカ	食品医薬品局では、携帯電話業界に対して、使用者への電磁波のばく露を最小限にするよう要請
イギリス	16 歳以下の子どもに使用を控えるよう勧告
ドイツ	小児と妊婦に対して使用制限を指導。イヤホンとセットで売ることを義務化
フィンランド	2009 年に、小児の使用に関しては文字情報の通信に限ること、通信ではイヤホンマイクを使用することを指導。保護者に対しても、使用回数と通話時間を制限させることを指導
カナダ	公衆衛生局が 8 歳以下の小児については緊急時以外使用禁止。10 代については使用時間を 10 分までにするよう勧告。イヤホンとセットで売ることを義務化
イスラエル	健康省がカナダと同様の勧告を出す
韓国	ソウル市では、小学校への持ち込みを禁止。中学・高校では、登校時に集めて下校時に返却
日本	**公衆が被ばくする電磁波の強度についての法的規制はない**

対策が遅れている日本

表❷ 携帯電話のSARの許容値が緩い日本（頭部に近接して使う場合）

国	許容値	測定単位
日本	2.0W/kg	10g当たり
アメリカ	1.6W/kg	1g当たり
スウェーデン	0.8W/kg	10g当たり
中国	1.0W/Kg	10g当たり（検討中）

無線設備規則によってスマホ・携帯電話端末を頭部に近づけて使う場合や頭部以外の人体に近づけて使う場合に、局所SAR基準値（2W/kg、四肢では4W/kg）を満たすことが義務づけられています。これは、国際非電離放射線防護委員会（ICNIRP）の基準と同じです。各国のSARの許容値はそれよりも厳しい基準になっています。

の許容値は格段に緩いものです（表❷）。

私たち国民の「知る権利」が守られていないのは大きな問題です。少なくとも、携帯電話やスマホはSAR値を製品に表示したうえで、イヤホン、イヤホンマイクとセットにして販売すべきです。

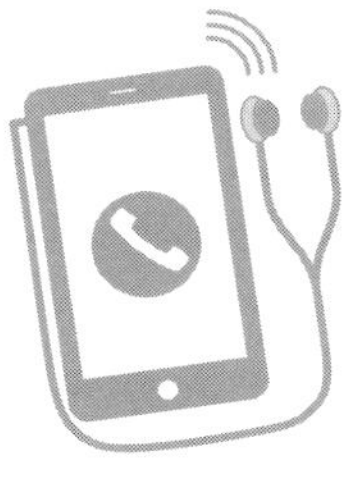

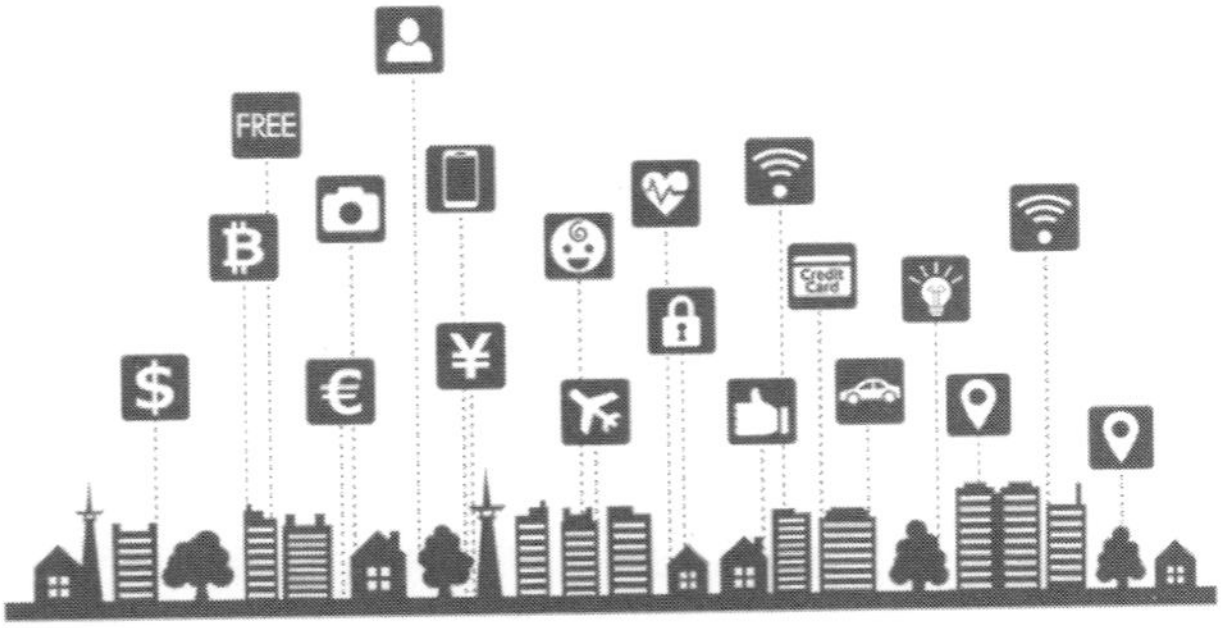
FREE
Credit Card

第4章 電磁波の三大発生源

携帯基地局・スマートメーター・リニア

1 野放しのまま林立する基地局

■大久保貞利

強い電磁波を24時間送受信する基地局

スマホの普及率は20歳代で91・5％（総務省調査・２０１９年）にのぼり、携帯電話とスマホなどの普及率は、国民全体で１４５・４％になっています（図❶）。

いまや、高山の頂上でも、かなり辺鄙《へんぴ》な山の中でも、インターネットがつながります。これを可能にしたのは、無線ＬＡＮという無線通信システムで、いまでは写真や動画、音楽など大量のデータを送受信することができるようになっています。よく耳にするＷｉＦｉは、無線ＬＡＮに関する登録商標で、国際標準規格を使用していることで、コンピュータ相互の接続が可能になっているのです。

一方で、無線ＬＡＮ（ＷｉＦｉ）の普及で、電磁波環境は著しく悪化しています。

携帯電話は無線でつながる電話です。そのため無線中継設備（携帯電話中継基地局）が必要です。

図❶ 携帯電話・パソコン・スマホの保有率（世帯）

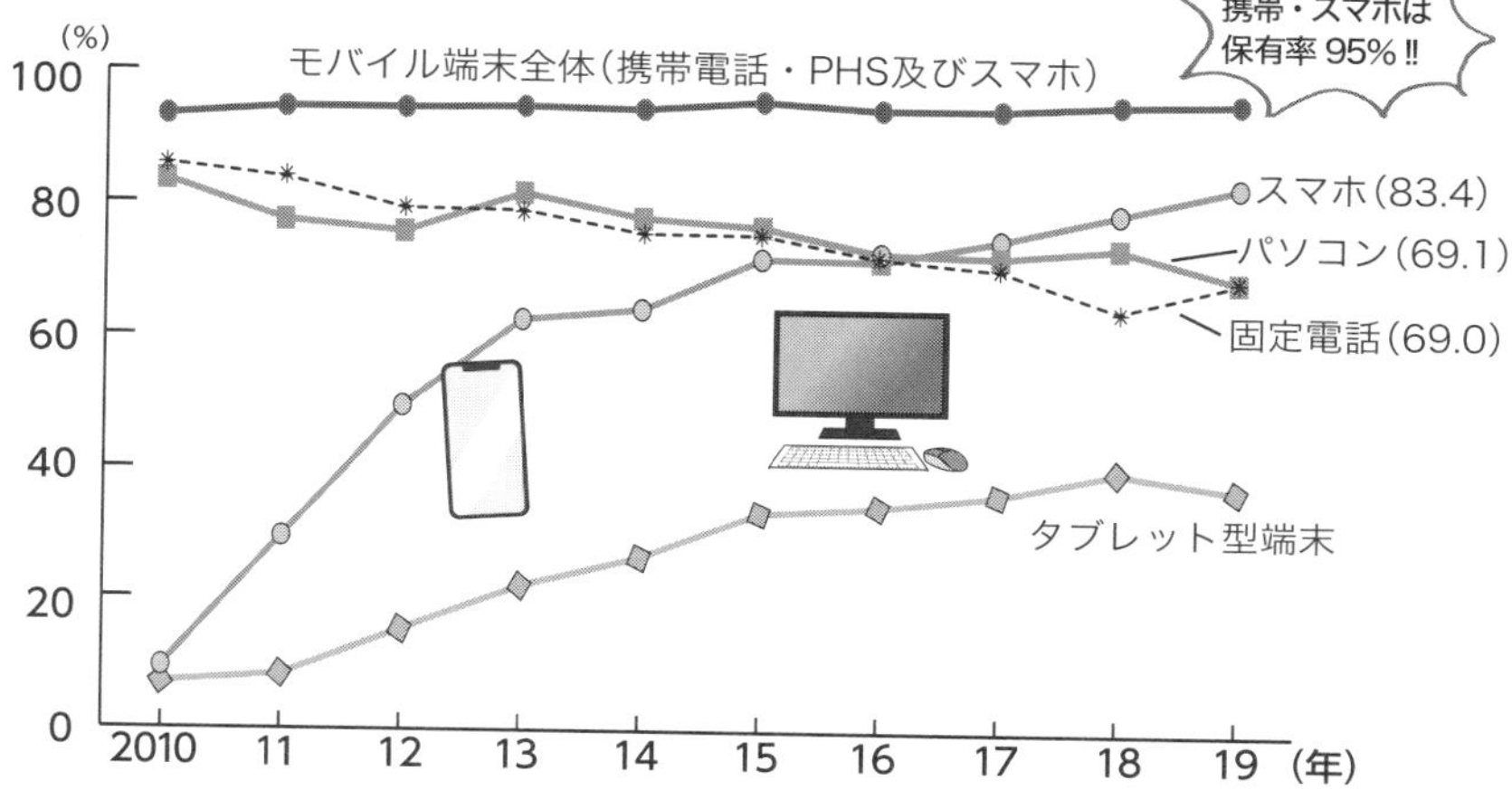

出典：総務省「令和元年通信利用動向調査」より作成

この基地局から発せられる電磁波が原因で、頭痛、耳鳴り、悪寒、不眠などに悩まされる電磁波過敏症の人が増えています。

従来の基地局（第３世代まで）は、携帯電話と基地局間の送受信は３秒に１回でしたが、スマホやＷｉＦｉは間断なく送受信します。

スマホは携帯電話というより〝歩くパソコン〟なのです。間断なく送受信するため、それだけ電磁波被ばく度（健康影響度）も増大します。

基地局建設は、住民への説明なしに、土地の地権者との契約だけで突然始まります。

基地局から周辺住民に電磁波のシャワーが降り注ぎ、基地局から３００メートル以内で健康影響が出るという研究結果が報告されています。周辺住民をまったく無視した携帯電話会社のやり方は、フェアではありません。

これまで、私たちの研究会も協力し、全国で270基以上の基地局の建設を阻止してきました。フランスなどでは基地局撤去の判決が出ています。

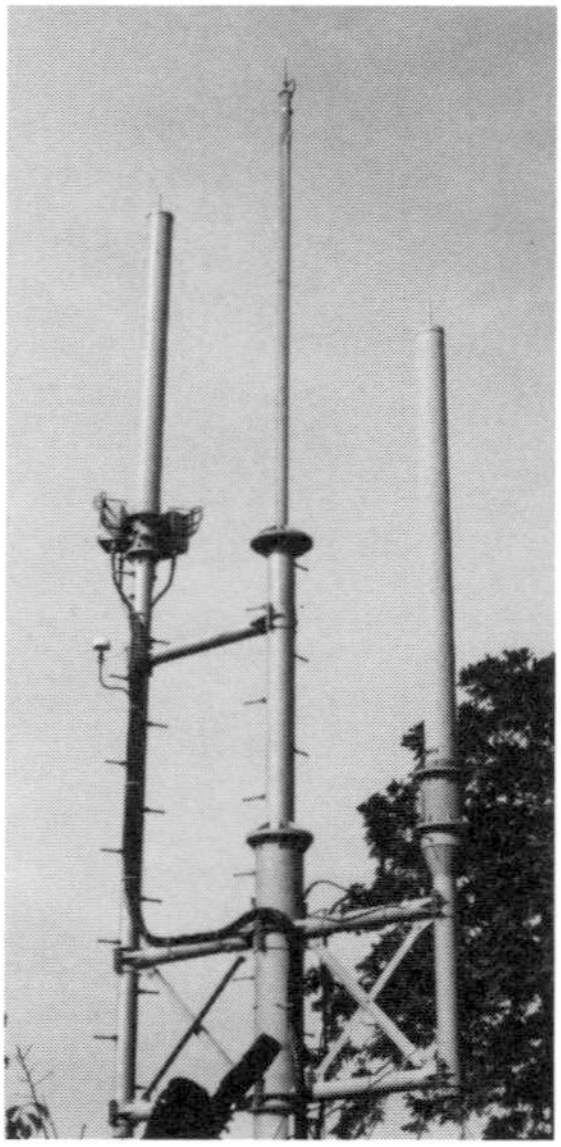

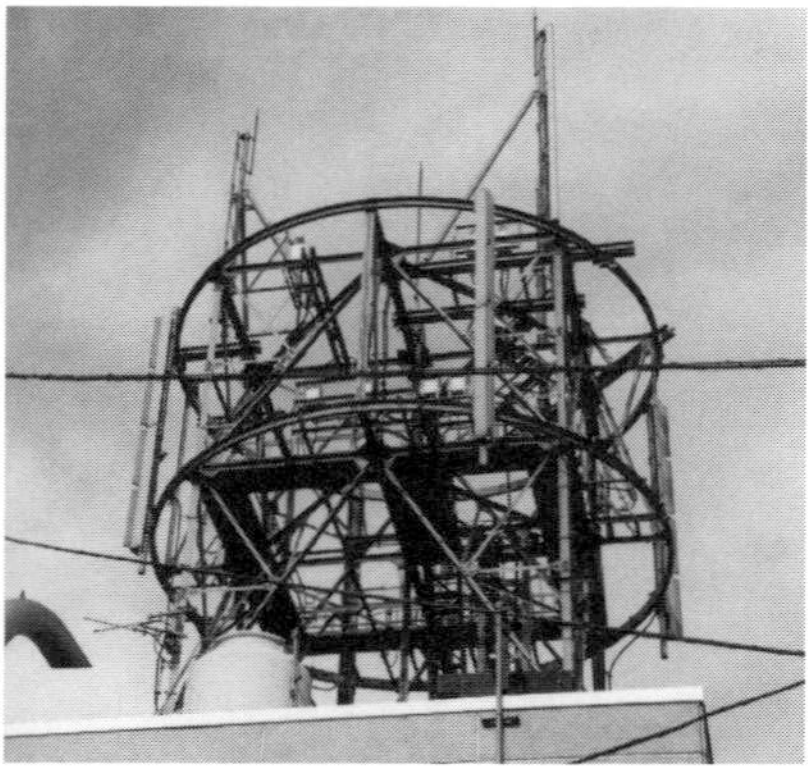

基地局が急増し、全国に約86万6000基
（2018年8月総務省発表）
マンションやビルの屋上にも

コラム④

携帯基地局による健康被害で全国初の住民訴訟

急増する携帯基地局。電磁波問題市民研究会（大久保貞利事務局長）には、各地の基地局周辺の住民から相談が相次いでいます。基地局による「健康被害の訴訟」を全国で初めて起こしたのは延岡市の住民です。

2006年10月、宮崎県延岡市の3階建てマンション屋上にKDDIが携帯電話の基地局を設置しました。08年に住民が実施した2回目の健康アンケートでは、149戸のうち79人が耳鳴り、頭痛、肩こり、不眠、鼻血、疲労感などの症状を訴えていることがわかりました。

原告団長の岡田澄太さん夫妻は、終日「キーン」という金属音のような強い耳鳴り、しびれ、重い肩こりなどを併発。自宅から6㎞離れた所への引っ越しを余儀なくされました。

原告の1人、Nさんは、耳鳴りと不眠に苦しみ、毎日睡眠薬を服用。それでも眠れるのは、毎日2時間程度。仕事ができる時間はわずか1時間。同じく原告のKさんも、肩こり、耳鳴り、不眠など重い症状が継続。週に3日は自宅から離れた場所で過ごし、かろうじて働き続けています。

09年12月、住民30人がKDDIに基地局の操業停止を求め、宮崎地裁延岡支部に提訴しましたが、宮崎地裁（12年）および最高裁（15年）で棄却され、住民の訴えは認められませんでした。

なお、電磁波問題市民研究会が関わった基地局の設置計画の撤回や撤去例は、18年現在約250基にのぼっています。

（家庭栄養研究会）

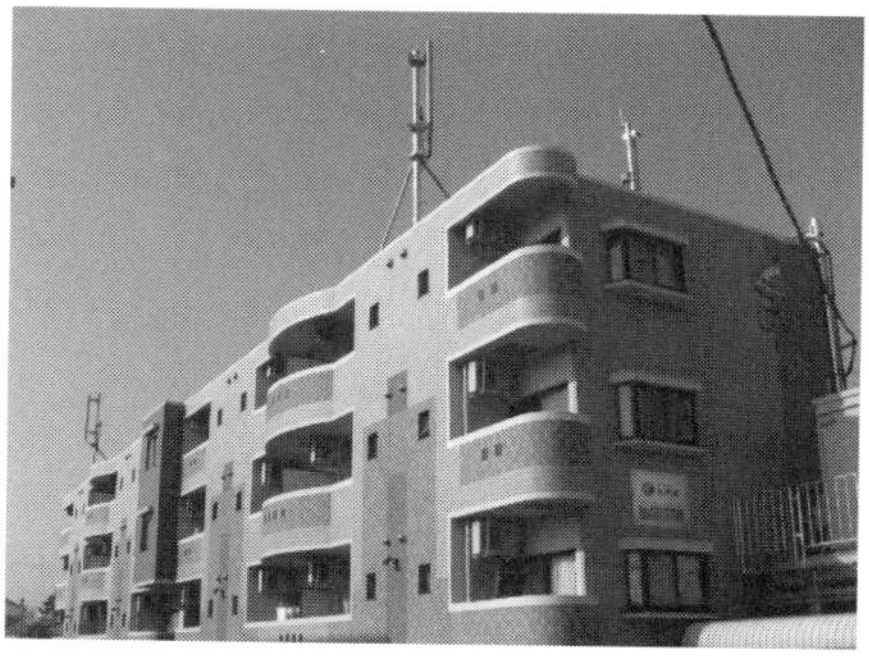

住民が提訴したマンション。基地局が何本も立つ

2 スマートメーターは電磁波発生装置

■大久保貞利

電力会社にだけあるメリット

スマートメーターとは、新型の電力消費計です。いままではアナログメーターで、検針員が月1回電気使用量を確認していましたが、そうした検針作業が不要になります。

電力会社にとっては経費削減という大きなメリットですが、利用者にとっては、さまざまな健康被害が生じることが大きな問題です。

スマートメーターは、内蔵されているマイコンから無線電波によって、使用量のデータを30分ごとに電力会社に送信します。それを集積して、料金を請求するシステムです（図❶）。しかも、一番多く使われている「無線マルチホップ方式」は〝リレー方式〟で各戸がつながっているため、データは常時発信されています。つまり、データ発信のたびに、周辺住民は電磁波被ばくを余儀なくされるのです。

政府は「エネルギー基本計画」に基づき、

図❶ スマートメーターになると、30分おきに電磁波が飛ぶ

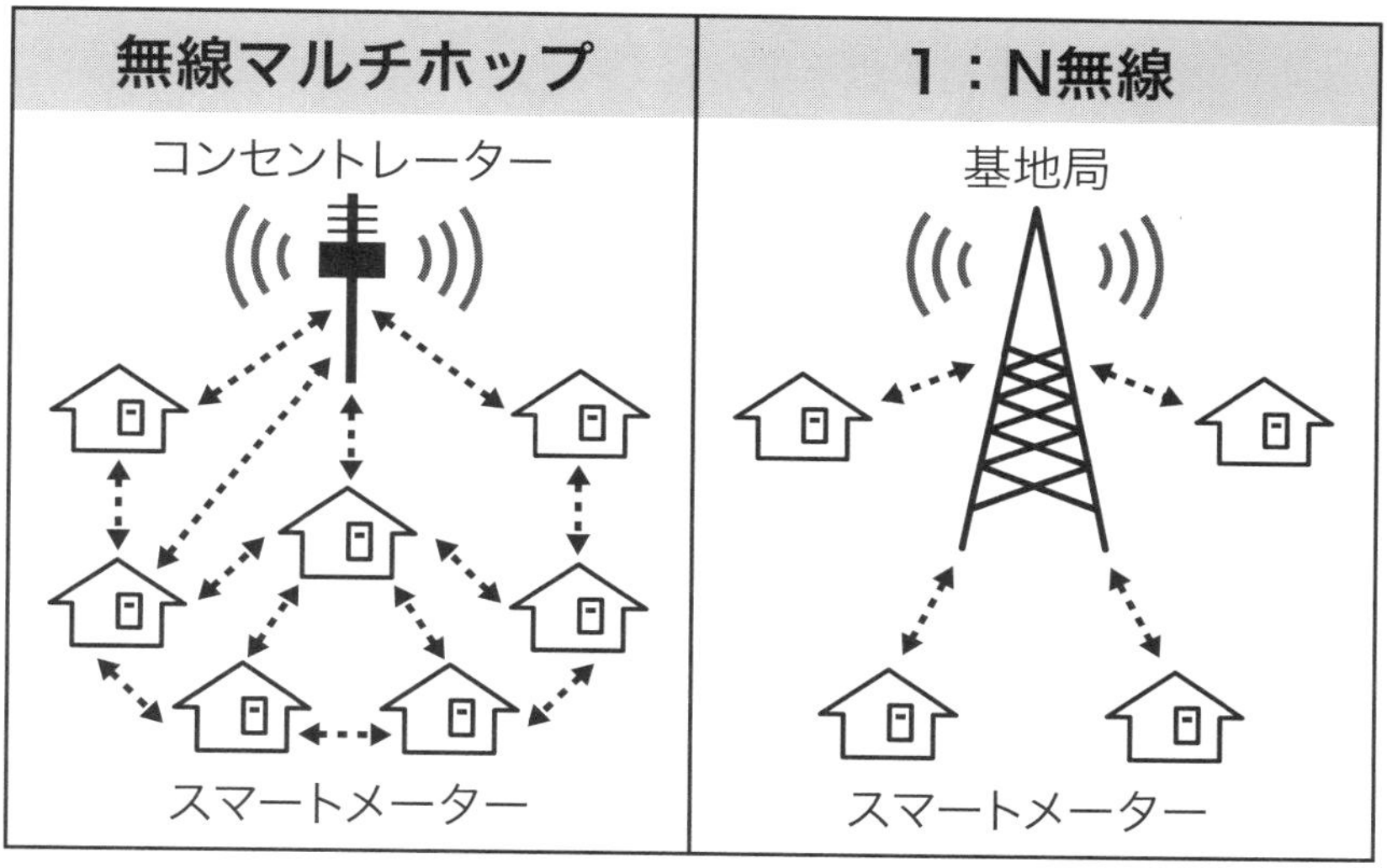

出典：資源エネルギー庁第15回スマートメーター制度検討委員会配布資料

「2020年代早期にスマートメーターを全世帯・全事業者に導入する」という方針のもとで、電力会社によるスマートメーター設置を着々と進めています。

電力会社はメリットとして、

①検針業務が自動化され、コストや業務が改善される

②オール電化と一体で電気の見える化が実現し、節電・節エネ意識が高まる

③集積した電気消費データを利用して各種サービスに役立てられる

このような理由をあげていますが、これらは電力会社側のメリットにすぎません。

節電は利用者のメリットですが、電気器具はそれぞれ異なった電磁波パターンをもつため、デー

タを解析すれば、その家の外出、入浴、就寝など生活の時間帯が電力会社に知られてしまうという人権上の問題があります。データが流出すれば犯罪に悪用されるおそれも生じます。

不眠、頭痛、呼吸困難など深刻な健康被害

スマートメーターの導入後、電磁波問題市民研究会には体調不良の訴えが多数寄せられています。不眠、目のかゆみ、頭痛、不快感、イライラ、動悸、皮膚の刺激感、耳鳴り、だるさ、吐き気、呼吸困難などです。

オーストラリアの医師の疫学調査でも、不眠（48％）、頭痛（45％）、耳鳴り（33％）、倦怠感（32％）、認識障害（30％）などが報告されています。症状がひどい人は家に入れなくなったケースもあり、まさに人権問題です。

ウソを重ねておこなう一方的な交換工事

通常は事前に「メーターの交換のお知らせ」が入ります。しかし、そこにはスマートメーターの詳しい説明はなく、ましてや消費者にとっての不利益や健康リスクなどについては、いっさい書いてありません。消費者が「交換を拒否」する旨の意思表明をしない限り「了承」とみなし、一方的に交換工事がされてしまいます。

設置後にアナログメーターに戻すことを要求しても、アナログメーターの「在庫がない」「製造終了」「国が決めたこと」などと拒みますが、電

力会社の都合であり、在庫はありますし、強制する法律はないことを経済産業省も認めています。

電力消費計には、計量法によって10年に1回の更新が定められてはいますが、スマートメーターへの交換は義務づけられていません。

交換後でも、アナログメーターに戻させることに成功した事例は数多くあります。

最近は、反対する人が増えたためか、30分ごとに電波を発する通信部を外すことを条件にスマートメーターの交換を迫る事例もありますが、今後、通信部が設置されないという保証はありません。

しかも、30分ごとの電力消費データは、月1回の検針時に電力会社に報告されますから、プライバシー侵害の問題は残ります。

私たちは、スマートメーターを拒否すること、交換されてしまった場合は、アナログメーターに戻すことを要求しています。

新電力への移行でも アナログ使用の意思表明を

また、新電力会社（大手電力会社10社以外の新しい電力会社）への移行を希望すると、自動的にスマートメーターにされてしまいます。「アナログメーターのままでも可」という新電力会社も数社ありますが、大半の新電力会社は、スマートメーターの問題点を知らないためか、自社の利益のためにスマートメーターをとり付けます。

スマートメーターによる電磁波被ばくを強いられないように、断固「アナログメーターを使い続ける」との意思表示をしましょう。

スマートメーターを付けたくない人への

お役立ちグッズ

① ステッカー

メーター周りに貼り付けて「スマートメーターはイヤ」という意思表示をするためのステッカー。実際に貼っただけで拒否できるわけではありませんが、電力会社へのアピールになります。知らないうちに交換させられないために。

1枚100円 (送料別)

② リーフレット

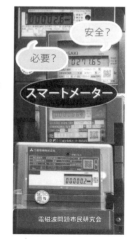

電磁波問題市民研究会が作成したスマートメーター問題のリーフレット。スマートメーターとは何か、問題点や注意すべきことが、わかりやすくコンパクトにまとめられています。断り方の参考になります。

1部10円 (送料無料)

申し込みは、①②とも
電磁波問題市民研究会
TEL：047(406)6608
FAX：047(406)6609

3 危険すぎるリニア新幹線は着工中止を

■大久保貞利

強力な電磁波で 健康や環境被害が甚大なリニア

ＪＲ東海が２０４５年を完成予定として工事を推進しているリニア中央新幹線は、最高時速５００キロで東京～大阪間を1時間余りで結び、一度に１０００人もの大量の乗客を輸送できます。

現在、品川～名古屋間は27年を完成年として定め、国土交通大臣から先行的に認可されています。相模原市、甲府市、飯田市、中津川市の4カ所に駅を新設する計画ですが、走行距離の86%がトンネルとされています。

トンネルは地下40メートル以上の大深度で、トンネル掘削の残土、地下水系の破壊、トンネル内での事故対応など、さまざまな問題が指摘されています。

リニアモーターカーは、強力な電磁波を発生させて電磁波の＋と－の反発力によって重い車体をレールから浮上させ、高速で走らせる技術です。

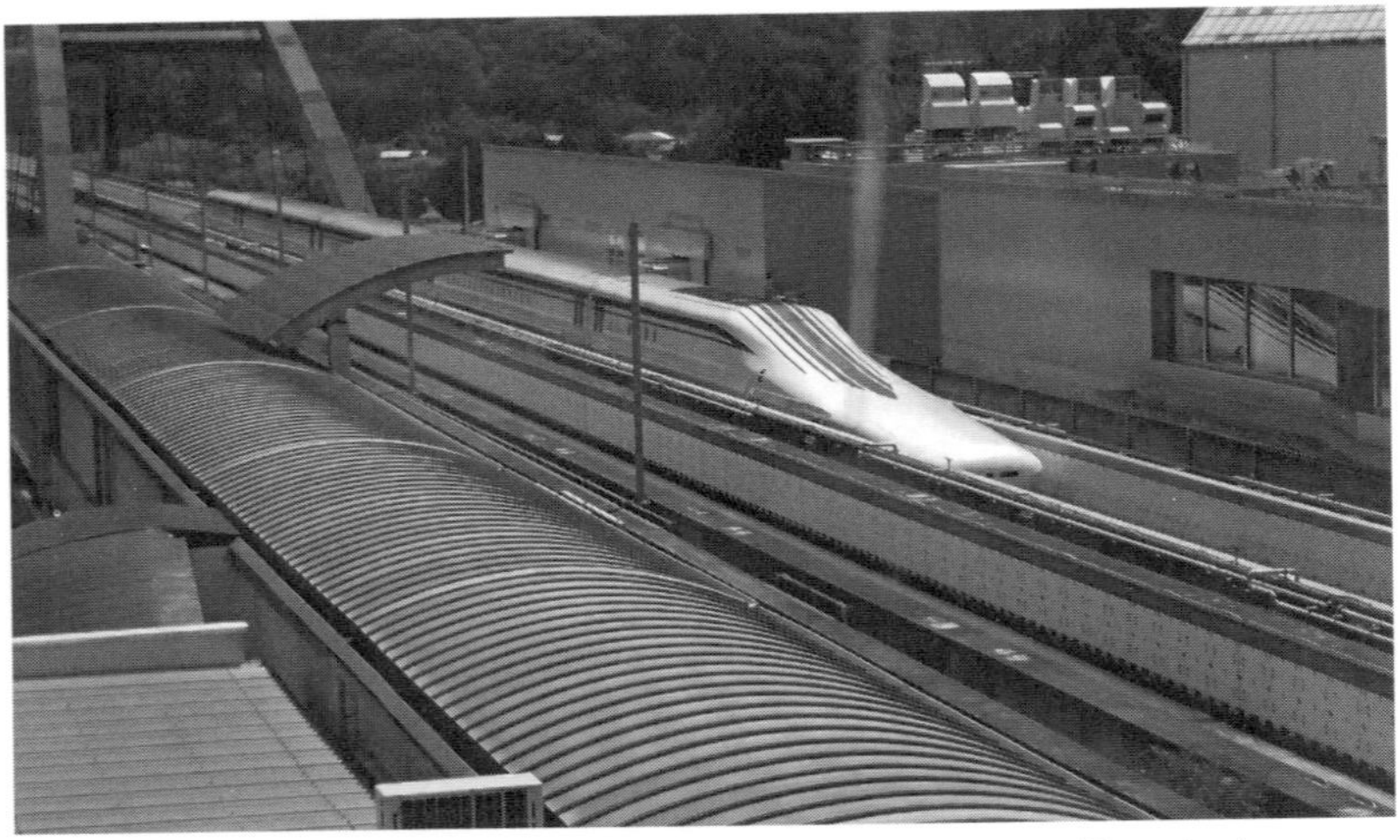

JR東海が開発・導入を進めているリニア中央新幹線（山梨県立リニア見学センター）

車体を10センチ浮上させるため「超伝導電磁石」を使いますが、この強力な電磁場が乗務員・乗客・沿線住民の健康に重大な影響を与えます。

リニア車内の電磁波は、床面で20万ミリガウス、座席位置で2万～5万ミリガウスあるという報告もあります。わずか3～4ミリガウスでも、小児白血病の発症は約2倍になります。

リニアの座席にいるだけで、小児白血病の発症率は、そのままあてはめれば、1万～2万5000倍も高くなるのです。

リニア中央新幹線には、電磁波以外にも、低周波音や微気圧波、環境破壊、不採算問題など多くの問題があります。

20年7月現在、リニア中央新幹線が通過する大井川流域の農業用水や自然環境への影響などを懸念する静岡県が工事を認めず、静岡工区の工事の目途が立っていません。そのため、品川～名古屋間の開業は27年には間に合わないと予測されます。

着工を見直すべきです。

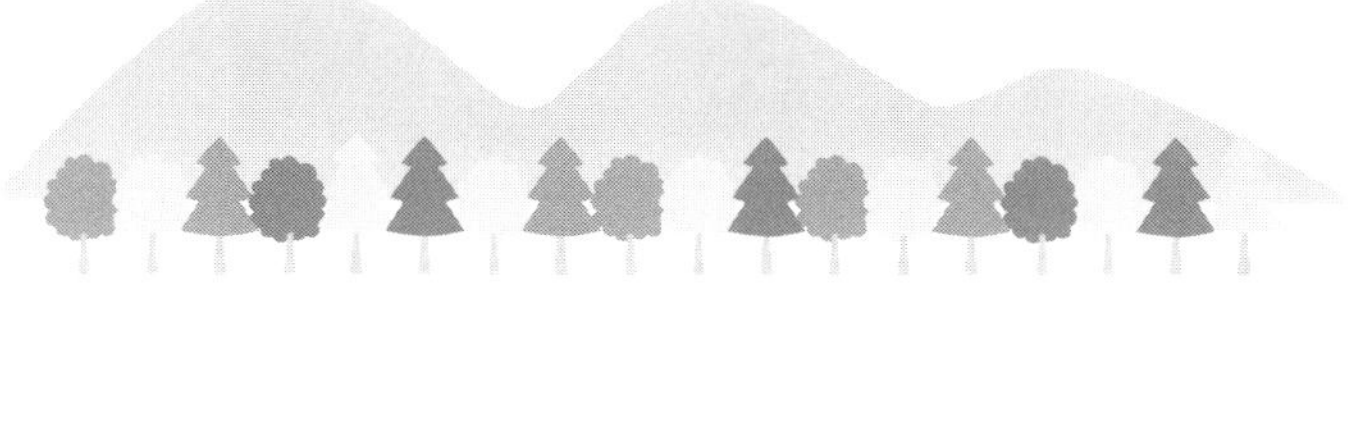

コラム⑤

健康影響が懸念される送配電線には社会的対策を

1980年ころから、アメリカやヨーロッパで、高圧送電線周辺などの超低周波の磁界レベルと小児白血病の発症リスクについて多くの研究がおこなわれてきました。それらの研究からは、住居の磁界が3ミリガウス、あるいは4ミリガウス以上で発症率が2倍程度になるといったリスクの高さを示すものでした。

発症率が2倍ということは、もし磁場の影響がなかったら、小児白血病になった2人に1人は発症しなかったことを意味します。無視できないリスクといえるでしょう。

日本でも、国立環境研究所や国立がんセンターなどによる研究チームがおこなった研究報告が2003年に公表されています*。それは、寝室の磁界レベルが4ミリガウス以上では、小児白血病の発生率が6歳未満で3.35倍、8歳未満で7.25倍、10歳未満で4.32倍になるという、ショッキングな報告でした。

送電線による有害な影響を減らすためには、個人での対策は難しく、社会的対策が必要です。

対策としては、高圧送電線は鉄塔を高くして地上から離すか、ケーブル化して地下に埋めるかしかありません。都市部の幹線道路などでは、景観対策として鉄塔の撤去が実施されているところも増えています。

変電所から電柱までをつなぐ配電線からも電磁波が出ています。配電線と家との距離が近い場合は、ケーブルを三つ編み化して磁場を打ち消し合う対策が可能です。

（家庭栄養研究会）

＊「生活環境中電磁界による小児の健康リスク評価に関する研究」

第5章
気をつけたい家電製品の電磁波

1 家電製品にも白血病や脳腫瘍のリスク

■植田武智

リスクが大きい家電製品を知っておく

電磁波による健康への影響について、科学的にかなり明確に証明されているのは、送配電線による磁場と携帯電話からの電波の影響ですが、身近にある家電製品でも気をつけたほうがよい製品があります。

図❶に示したように、家電製品の影響については、アメリカなどで疫学調査がおこなわれており、いくつかの家電製品と子どもの白血病のリスクが報告されています。もっともリスクが高いのは、髪の毛をカールさせるカーリングアイロンの使用で3・56倍、電子レンジで1・3倍などです。

家電製品をまったく使わないという生活は無理でしょうから、できる範囲で気をつけて、余計なばく露を減らすことが重要です。

家電製品は、使い方によってリスクが大きい順に次の3つに分類することができます。

①至近距離で使い、広範囲に強い電磁波を発生

図❶ 小児白血病のリスクが高い家電製品

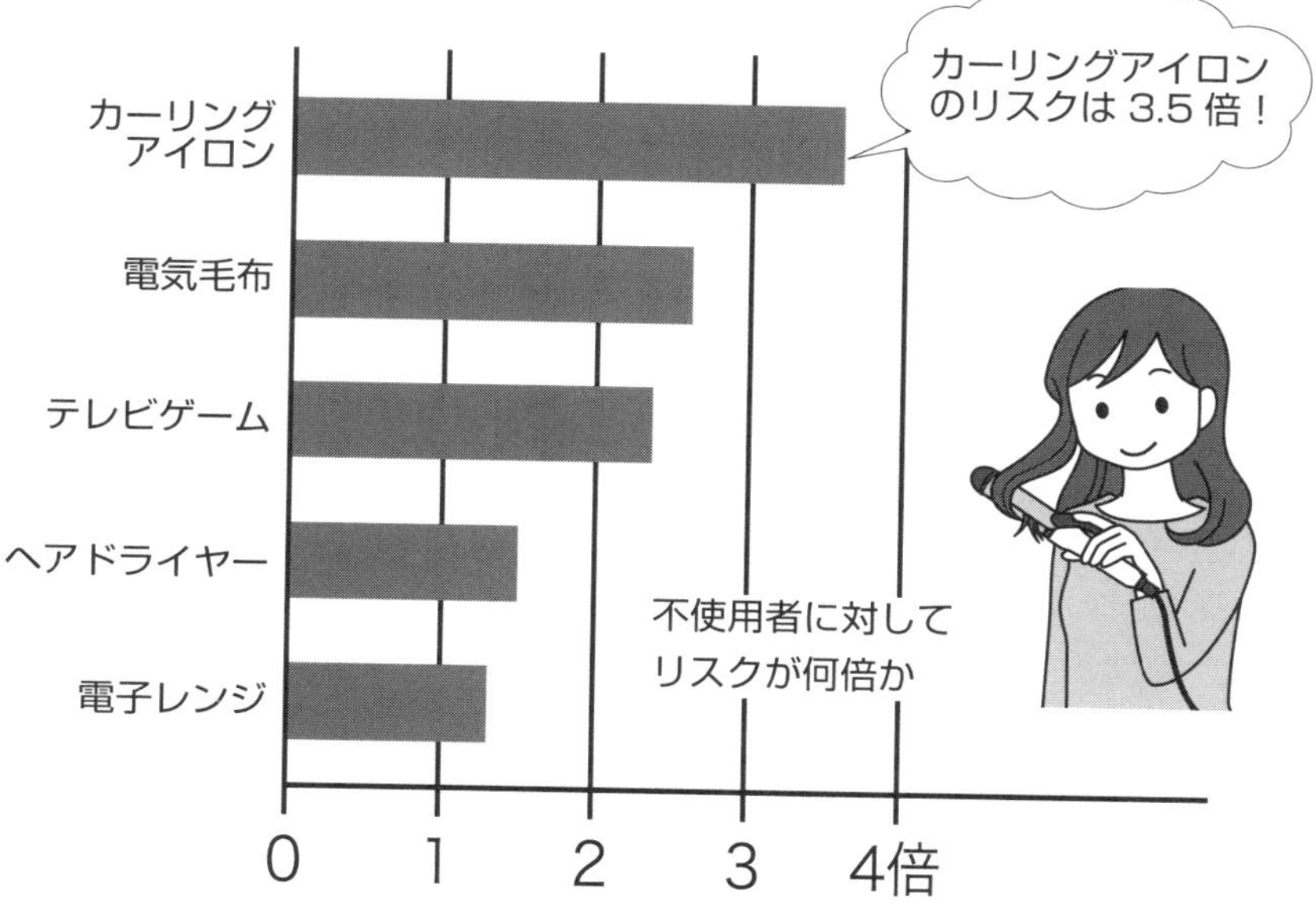

アメリカの疫学調査（Hatch,E. et al,Epidemiology,9(3),1998）より

させるもの、使用時間が長いもの（電気カーペットなど）

②至近距離で使い、局部的に強い電磁波を発生させるもの（ハンドミキサー、ヘアドライヤー、電気ひげそりなど）

③強い電磁波を発生するが、離れて使えるもの（掃除機、洗濯機など）

2 余計なばく露を減らす対策

■植田武智

妊娠中は電気毛布の使用に注意

体に接触させて使わざるをえないものの代表が、電気毛布や電気カーペットです。長時間にわたり密着して使用するため、もっとも電磁波の影響を受けやすい家電製品です。

電気カーペットでは至近距離で約400ミリガウス、電気毛布でも約55ミリガウスの磁場を発生させています*1。アメリカでの疫学調査*2では、妊娠中に電気毛布を使っていた母親から生まれた子どもで、脳腫瘍の発症率が2・5倍、白血病が1・7倍に増えることが示されています。

対策として、電気カーペットでは、発熱線を工夫して、発生する磁場を打ち消しあう配線をした商品があります。

電気毛布は寝る前に温めておいて、寝るときには電源を切るというのも良いでしょう。

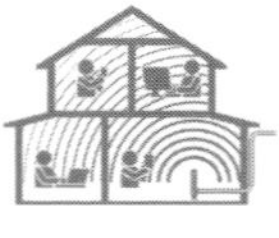

至近距離で使うものは使用時間を短く

頭や顔に近づけて使用するヘアドライヤーや電気ひげそり、カーリングアイロンなどは、局部的に強い電磁波を浴びるので、使う時間を短くするよう工夫することが重要です。

「使用中は離れる！」でばく露を減らす

そのほかの家電製品では、消費電力が大きいものほど、発生する電磁波は強くなるといえます。87ページの表❶のように、電子レンジや掃除機、食器洗い機などにも、至近距離では100ミリガウスを超えるものもありますが、使っている間、

至近距離で発生する磁場に注意

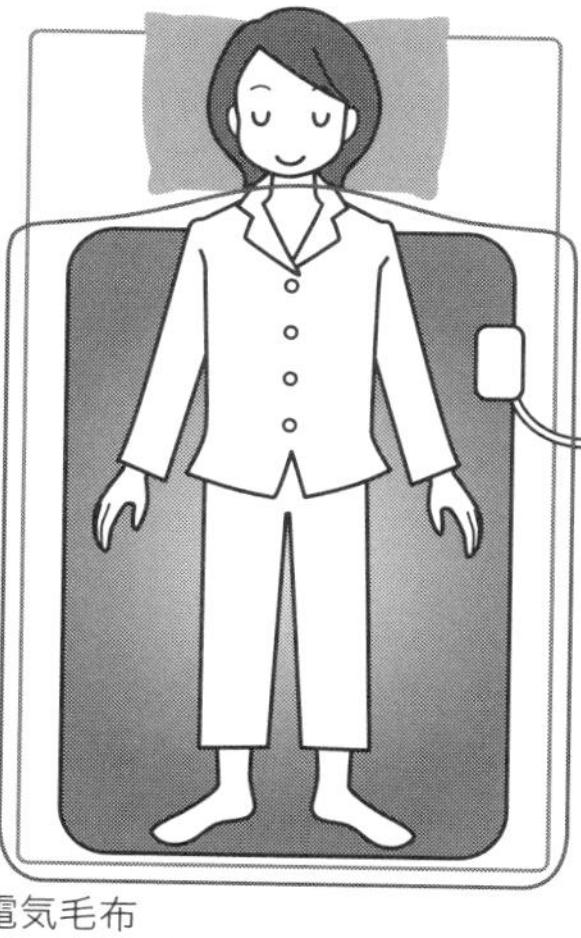

電気毛布
約55ミリガウス

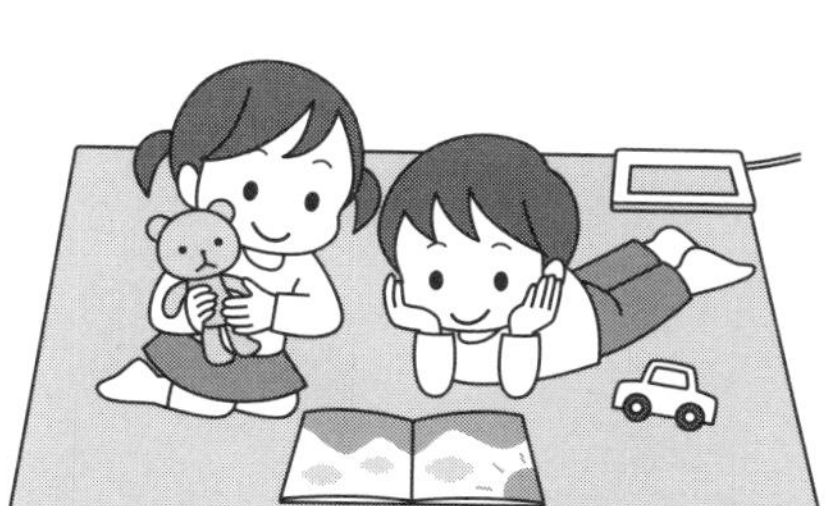

電気カーペット
約400ミリガウス

1メートル以上離れれば、およそ10ミリガウス以下になります。

また、電気コードとコンセントの間にあるＡＣアダプターや、モーターなど電線がコイル状に巻かれている電気製品の場合、局所的に電磁波が強くなります。できるだけ体から離すようにしましょう。

パソコンはノート型より デスクトップ型が良い

パソコンは、液晶型になって電磁波が減りましたが、デスクトップ型にして、パソコン本体をできるだけ離し、机の上はモニターとキーボードだけにすることで、ばく露を減らすことができます。

ノート型パソコンは、キーボードの下がコンピューターの本体になっているため、ばく露を減らすのは難しいのですが、膝の上に乗せて長時間使うという方法は避けてください（キーボードを外付けにするのがおすすめです）。

また、無線ＬＡＮは、つねに電磁波を出しているため、有線ＬＡＮにするか、使用しないときは電源を切るようにします。

ＩＨ調理器には 妊婦や子どもは近づかない

ＩＨ調理器は、低周波の電磁波を使って熱を発生させるものですが、直火ではないことから、やけどや火事などを防げるとして、とりわけ高齢者の家庭で安全面から推奨されてきました。

しかし、家電製品のなかでは、もっとも強い電

表❶ 家電製品から発生する磁場

(単位:ミリガウス)

製品名	製品からの距離		
	15cm	30cm	1m
食器洗い機	10〜100	6〜30	2〜7
電子レンジ	100〜300	1〜400	1〜30
オーブンレンジ	20〜300	8〜30	2〜9
冷蔵庫	2〜40	2〜20	1〜10
洗濯機	4〜100	1〜300	1〜6
掃除機	100〜700	20〜200	4〜50
ヘアドライヤー	1〜600	1〜70	10
電気ひげそり	4〜600	20〜100	10
カラーテレビ	7〜100	2〜8	4
コピー機	4〜200	2〜40	1〜13
空気清浄機	110〜250	20〜50	3〜8
蛍光灯	20〜40	6〜30	2〜8

同じ種類の家電製品でも、発生する磁場には差があるため、磁場のおよその範囲を表示。測定しているのはすべて低周波の磁場。

出典:EMF Questions and Answers 米国環境健康科学研究所 2002年6月をもとに作成

磁波の発生源として問題にされてきました。

調理中はその場を離れるわけにはいきませんから、ＩＨ調理器から発生する電磁波にばく露されます。とりわけ、胎児や幼児は、頭部の位置に調理器があるため、脳に強くばく露されることになります。

妊娠中はできるだけ使わないようにし、子どもは30センチ以上近づかないほうがよいでしょう。

＊1『危ない電磁波から身を守る本』（植田武智著、コモンズ、2009年）

＊2Savitz DA, et al., American Journal of Epidemiology,131(5),pp763-773

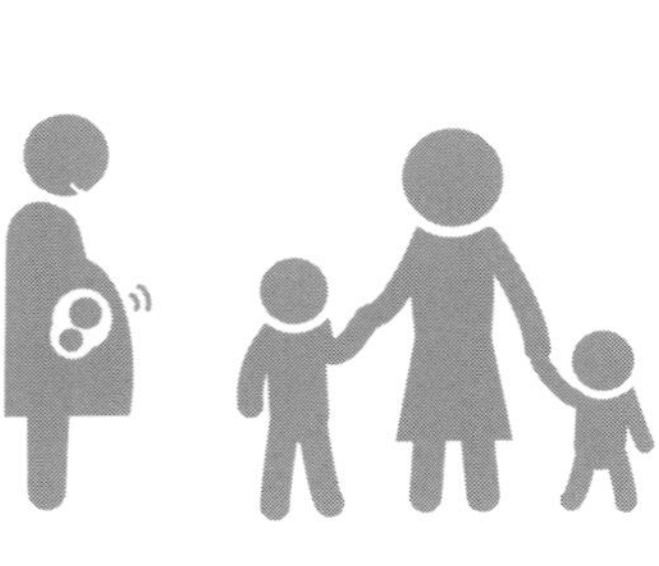

コラム⑥

電磁波測定器は低価格品を避ける

電磁波を測定する機器には、家電製品などの低周波を測定するものと、携帯電話や無線LANなどの高周波を測定する機器があります。同時に測定できる機器も販売されていますが、「精度が悪いので避けたほうがいい」と電磁波問題市民研究会事務局長の大久保貞利氏はアドバイスします。

ネットでは低周波測定器が2000円台のものを見かけます。しかし、「低価格のものは精度が非常に低く、信頼できない」と指摘。「低周波用の価格目安は、2万～3万円前後。高周波を測定する機器は数十万円の価格でないと正確に測定できない」といいます。

そのため、大久保氏は高額になる高周波用測定器の購入は個人ではなく、住んでいる自治体に購入を要望して、市民に貸し出す形をすすめています。携帯電話基地局などによる電磁波の被害は地域全体に及ぶので、これまでも各地で住民が協力して測定しています。

個人で購入する場合、家電量販店で扱っている店は少ないので、ネットで探すほうがよいでしょう。

なお、今後増加する5Gは高周波で、3.7と4.5ギガヘルツ帯、ミリ波の28ギガヘルツ帯になっているため、測定できる機器がごく限られています。環境ジャーナリストの加藤やすこ氏は近著『5Gクライシス』（緑風出版）のなかで「個人でも購入しやすい測定器としてはGQエレクトロニクス社のEMF-390があります。無線周波数10ギガヘルツまでと、低周波400キロヘルツまでを測定でき、148ドル（約1万5000円）でAmazonなどで入手できます」と紹介しています（120ページ参照）。

（家庭栄養研究会）

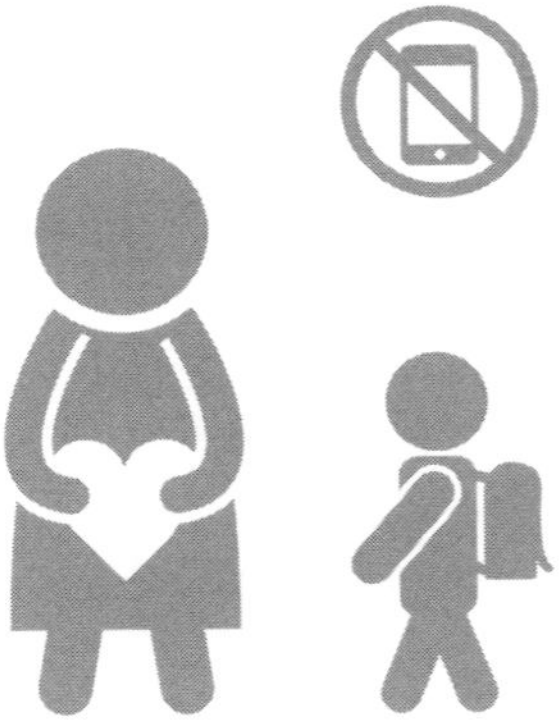

第6章
電磁波に囲まれた子どもの生活環境

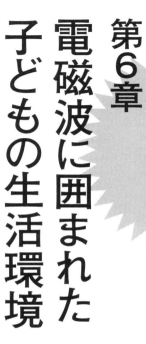

1 基地局、携帯電話の子どもへの影響

■加藤やすこ

携帯基地局近くの子どもにめまいやアレルギーの悪化

子どもは頭蓋骨が薄く、免疫系も未発達であり、電磁波の影響をとくに受けやすいと考えられています。子どもは、おとなよりも細胞分裂が活発です。電磁波はＤＮＡを切断し、遺伝子の異常を引き起こします。携帯電話を使い始めた年齢が早いほど、脳腫瘍のリスクも高くなるのです。

また、電磁波は自律神経の働きを乱し、めまいや動悸《どうき》、耳鳴り、睡眠障害など多様な症状を起こすほか、アレルギー反応を強くするマスト細胞の数を増加させ、皮膚の炎症やかゆみを引き起こす危険性が指摘されています。

九州大学を中心とした研究チームが、２０１３年に九州の幼稚園や保育園計７園を対象にした疫学調査*1で、携帯電話基地局から３００メートル以内に住む子どもには、「フラフラする」「胸が苦しい」「肩などを痛がる」「夜中に目を覚ます」などの症状が明らかに多かったことが報告されて

います。

現代社会では、化学物質や重金属、電磁波などの複合汚染にさらされており、発達障害の原因にもなっていると考えられています。

電磁波が発達障害に影響 妊娠中の携帯使用は危険

デンマークでおこなわれた調査[*2]では、妊娠中や出産前後に携帯電話を長時間使用していた母親から生まれた子どもを7歳になるまで追跡したところ、行動障害のある子どもが1・5倍も多かったと報告されています。

アメリカの報告では、3歳のときに自閉症と診断されて「はい」「いいえ」しか言えない男の子が、7年間も重金属の排出治療を受けたのですが、うまくいきませんでした。

そこで、通院しているクリニックと自宅の室内から、電磁波を減らしたところ、重金属が排出されて普通に話せるようになり、「頭から騒音が消えた」と説明できるまでに改善しました。

この研究をおこなったカーロ博士ら[*3]は、電磁波に被ばくすると、細胞膜が固くなって、栄養素や重金属、老廃物などを取捨する出入り口が閉じてしまうのではないか、と推測しています。

ドイツのブッフナー博士らは、携帯電話基地局が建った村で、基地局が稼働した頃から半年ごとに住民60人の尿を採取して、ホルモン分泌の変化を調べました。外的ストレスに対抗するホルモン、アドレナリンやノルアドレナリンの分泌は一時的に増えた後、減少しました。これらのホルモンの

図❶ 携帯基地局開設によってホルモン（PEA）が減少

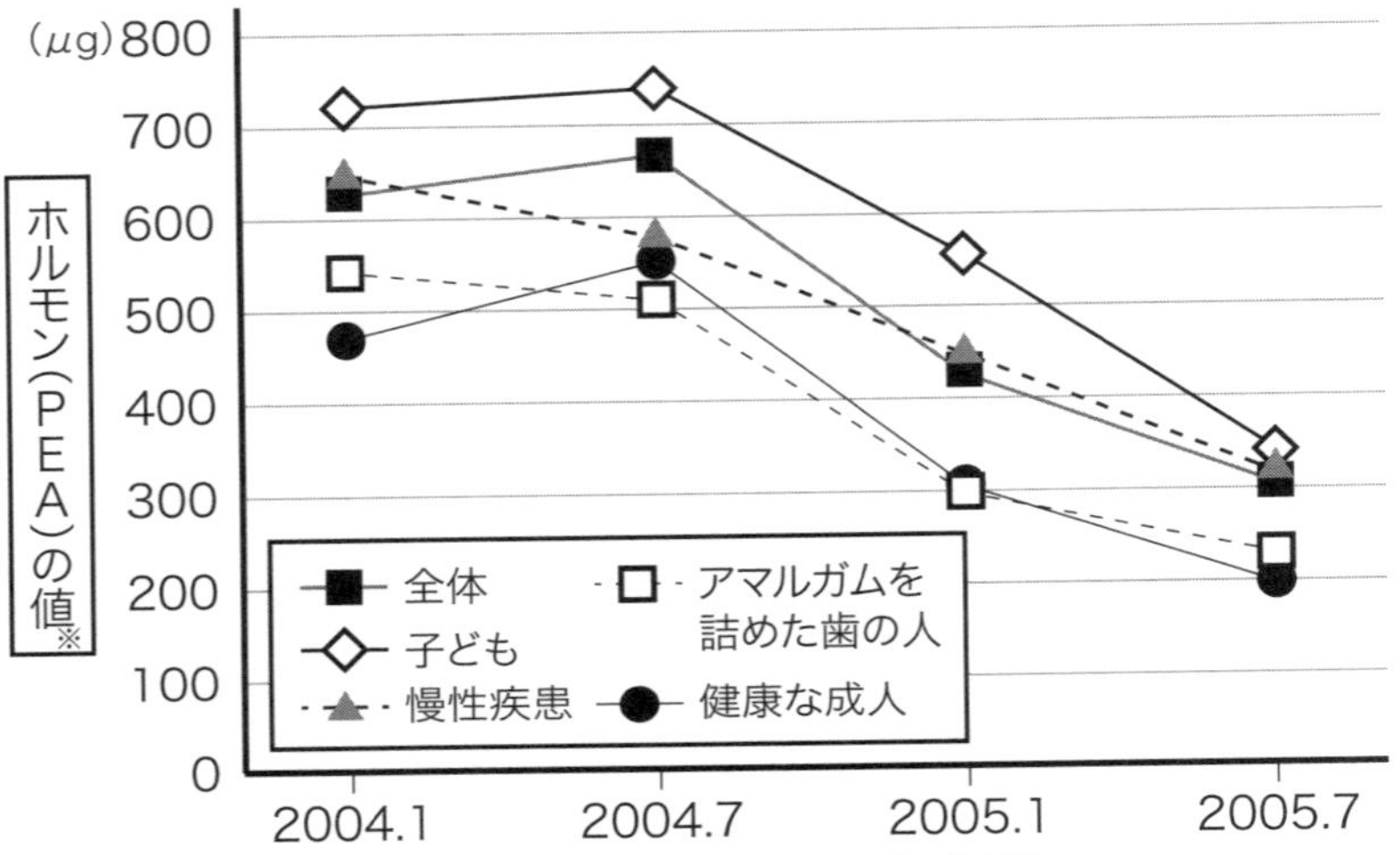

※1gのクレアチニンに含まれるPEA（フェニルエチルアミン）の量

出典：Buchner and Eger, Umwelt Medizin Gessellschaft(2011)24（1）44-57より引用抜粋

分泌を調整するフェニルエチルアミン（ＰＥＡ）も減りました（図❶）。

なお、うつ病や注意欠陥多動障害の人は、フェニルエチルアミンのレベルが低いこともわかっています。発達障害の子どもの増加と、無線周波数電磁波の関連性を指摘する研究報告もあります。

子どもの安否確認は GPSより地域の見守り

子どもの移動や通学状況を把握するＧＰＳ機能付きの携帯電話や、ランドセルに入れる無線ＩＣタグを新入生に持たせている学校もあります。

無線ＩＣタグは、校門などに設置されたＩＣタグ読み取りアンテナのそばを通るときに、電磁波を発生させます。

GPS携帯電話にしろ、ICタグにしろ、親が「安心感を得る」ためのものであって、「子どもを守る」ことはできません。誘拐犯ならまっ先にこれらの機器を探して、捨て去るでしょう。

大切なことは、安心して子どもを育てられる地域であり、人とのつながりです。子どもを守るためには、無線機器に頼るのではなく、人の顔が見える「まちづくり」をめざすべきではないでしょうか。

＊1 疫学調査：第23回日本臨床環境医学会学術集会抄録76ページ
＊2 デンマークでおこなわれた調査：Divanら、J.Epidemiol Community Health(2012)66(6):524-9
＊3 カーロ博士らの研究：Mariea and Carlo, J.Aust.Coll.Nutr. & Env. Med.(2007)26(2)3-7

2 学校無線ＬＡＮで健康被害

■加藤やすこ

普通教室にも無線ＬＡＮを設置

現代社会では、パソコンやスマホなどの電子機器の利用が急速に拡大し、ＡＩ（人工知能）を搭載した機器やＩｏＴ（モノのインターネット：あらゆる製品にセンサーなどを組み込んでインターネットに接続できるようにすること）が普及しています。

これからの社会では、ＩＣＴ（情報通信技術）が多用されるため、各国では情報通信関連の知識や技能を高める教育を進めています。

日本政府も、児童生徒1人に1台パソコンを与え、普通教室に超高速無線ＬＡＮを導入するＧ《ギ》ＩＧＡ《ガ》スクール構想を進めています（図❶参照）。

文部科学省は1人1台のパソコン利用を「令和のスタンダード」としていますが、無線ＬＡＮ環境では電磁波被ばく量が高くなります。電磁波過敏症を発症したため、頭痛やめまいに耐えながら

図❶ 政府がめざす学校のICT環境

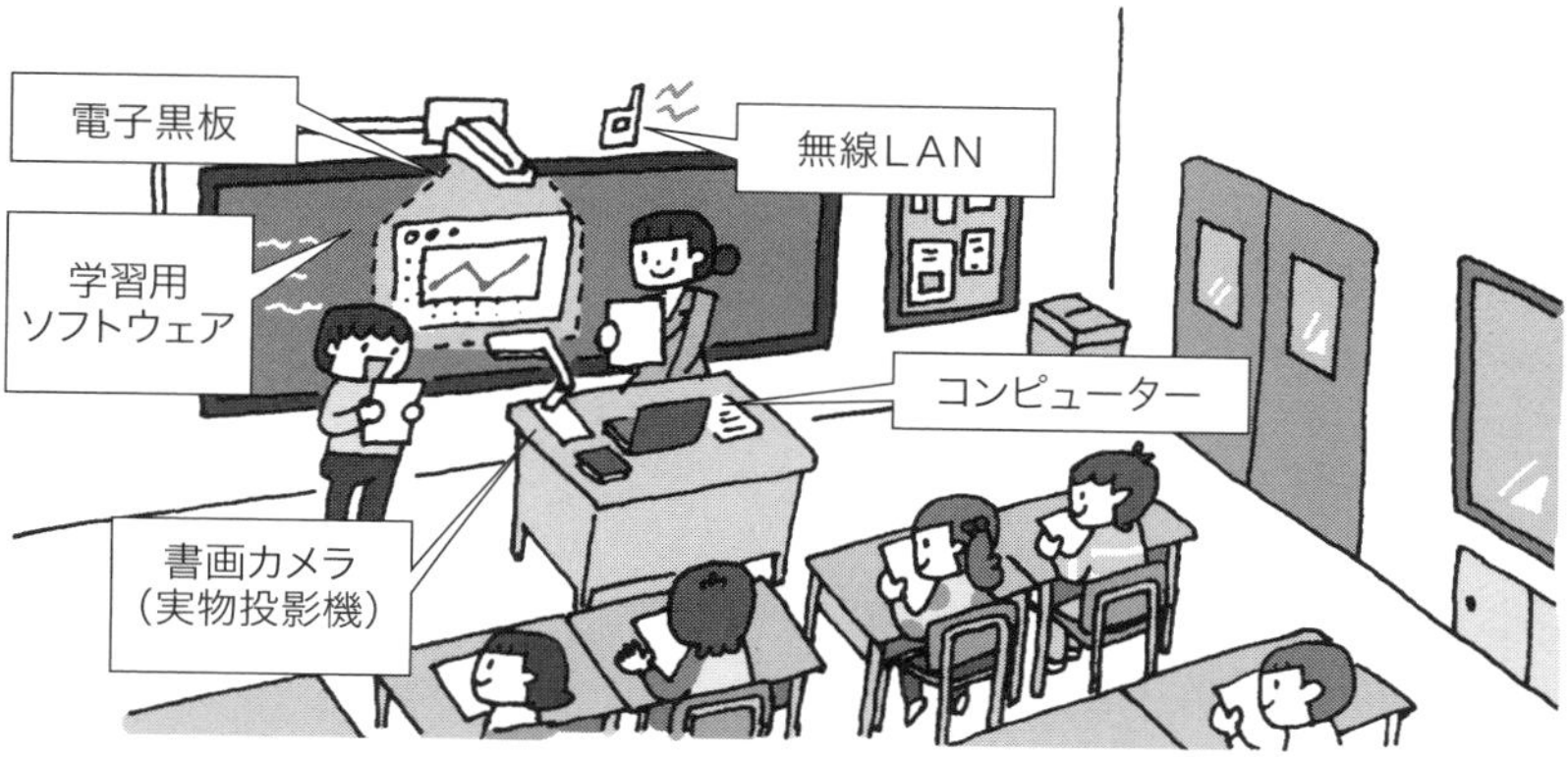
電子黒板
無線LAN
学習用
ソフトウェア
コンピューター
書画カメラ
（実物投影機）

出典：文部科学省「より効果的な授業を行うために学校のICT環境を整備しましょう!」

教えている教師や、教室に入れない子どももいます。

また総務省は、災害時に避難所になる学校の体育館にも、無線ＬＡＮ整備をするよう推進しています。これでは、電磁波過敏症の人は、避難したくてもできないことになります。

小学生にめまい、嘔吐、睡眠障害などの健康被害

学校に導入されるのは、２・４ギガヘルツまたは５ギガヘルツの無線ＬＡＮです（99ページ図❷）。無線ＬＡＮや携帯電話・スマホで使われる無線周波数電磁波は、ＩＡＲＣ（国際がん研究機関）が「発がん性があるかもしれない」と認めた周波数帯で、健康影響が指摘されています。

無線周波数電磁波に被ばくすると、
◎DNAが傷ついて、神経変性疾患やがんなど多様な病気につながる
◎発達障害が増える
◎アトピー性皮膚炎が悪化する
などが報告されています。

無線通信機器の普及に伴って、ごくわずかな電磁波に反応して頭痛やめまい、睡眠障害などが起きる電磁波過敏症も世界的に増えており、過敏症の子どもへの影響も心配です。

実際に、無線LAN導入が進んだ諸外国では、健康被害や訴訟、学力低下などが起きています。

イギリスでは、電磁波過敏症を発症した15歳の少女が、無線LANを導入した学校に症状を理解してもらえず、自殺する事件も起き、保護者が学校を提訴しました。

カナダのオンタリオ州では、無線LANを導入した小学校で、動悸や頻脈《ひんみゃく》（脈が異常に速くなる不整脈の一種）などの心臓疾患や頭痛、睡眠障害、めまい、目のかすみ、嘔吐などを訴える子どもが現れ、無線LANのない学校へ転校して症状が改善した例もあります。

アメリカのスーダン博士らが、デンマークで約5万3000人を対象におこなった調査では、妊娠中も出産後も母親が携帯電話を使っていると、被ばくしていない子どもよりも、片頭痛のリスクが1・3倍高くなりました。母親が1日に7回以上携帯電話を使う場合、子どもが片頭痛になるリスクは1・9倍に増え、使用量と増加率の間に関連性がみられました。

図❷ 広がる普通教室へのLAN整備

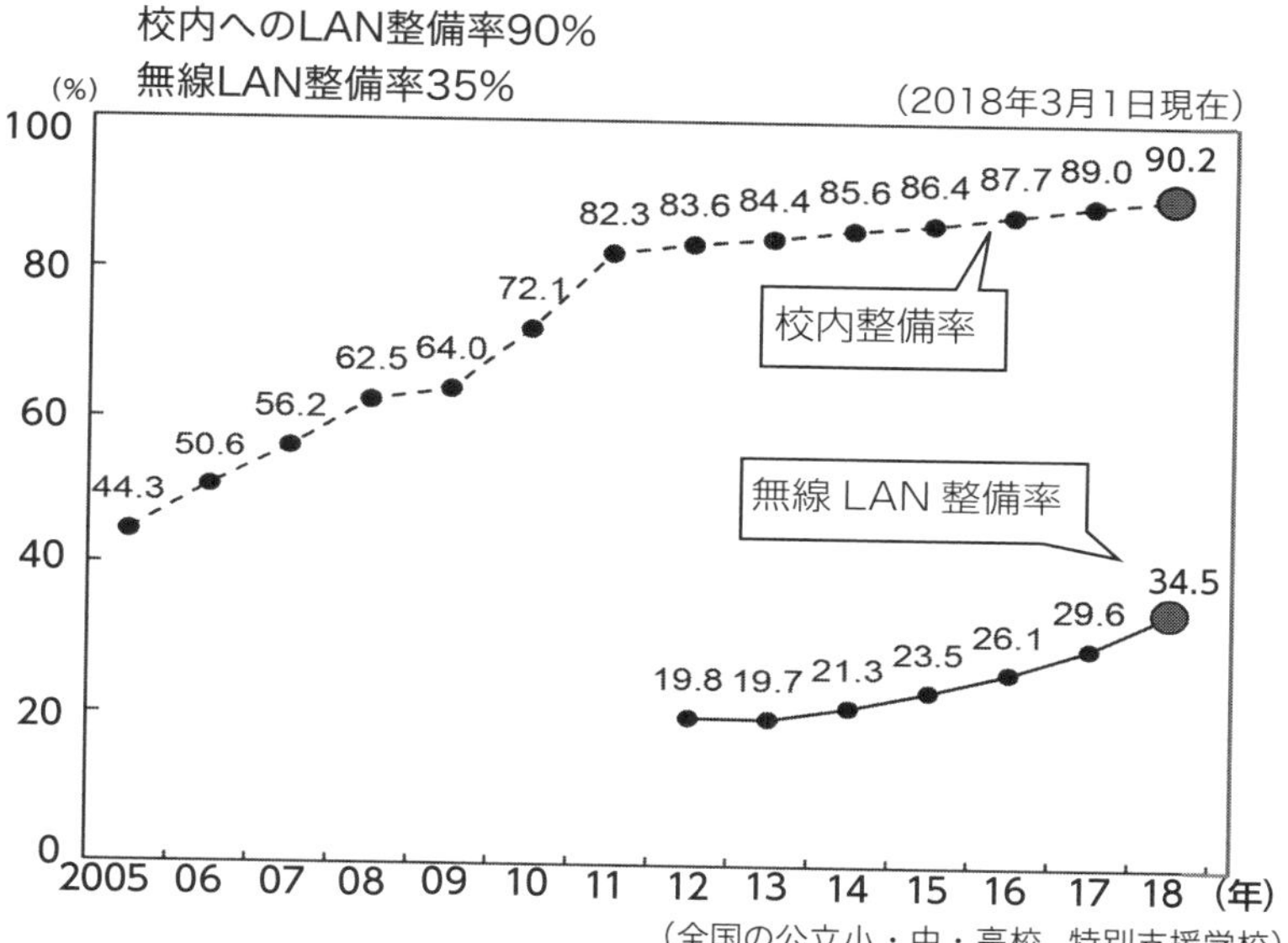

出典：文部科学省「平成29年度 学校における教育の情報化の実態等に関する調査結果(概要)」

ハーバード大学のヘルベルト博士らは、母体が電磁波に被ばくすると、活発に成長を続けている胎児の脳で生理学的な機能不全が発生して、発達に関わる障害につながる可能性を示唆しています。同博士は、認識や学習、注意、記憶、行動に関する問題のある子どもたちに、有線LANによる学習・生活環境を与えることなどを提言しています。

近年増え続ける発達障害の子どものために、そして胎児を守るためにも、電磁波のない環境が必要ですし、子どもたちを無線周波数電磁波に曝すことは避けるべきです。

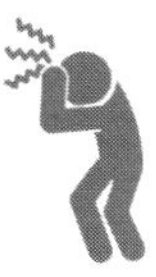

長時間・夜間のスクリーン利用のリスク

文部科学省は「児童生徒の健康に留意してICTを活用するためのガイドブック」で、タブレットパソコンや電子黒板を見続けると、まばたきの回数が減ってドライアイになりやすくなるので、長時間、スクリーンを見ないよう注意しています。

また、夜に強い光を見ると、睡眠を促すホルモン「メラトニン」の分泌が阻害されて、睡眠障害につながります。とくに、スマホやコンピューターのスクリーンからは、生体に強い影響を与えるブルーライトが発生し、眼精疲労や網膜の障害などの原因になるといわれています。

ガイドブックでは、睡眠前に強い光を発するICT機器を利用しないように求めています。睡眠障害は、うつ病など精神衛生にも大きな影響を与えることがわかっていますが、眠る前に携帯電話やスマホを使う青少年は、自殺願望や自傷行為、うつや疲労感を訴える率が高くなることが、各国の研究で報告されています。

タブレット導入後に学力低下

教育面の効果にも疑問があります。OECD（経済協力開発機構）は、学校でインターネットを頻繁に利用すると、成績が低くなる傾向があると発表＊1しました。

アメリカでは、学校でタブレット式パソコンを支給された後、授業中にメールをやりとりしたり、試験問題を他のクラスに転送する子どもがいたり、注意力が散漫になり学力も低下したというシェリー・タークルの報告[*2]があります。

せめて電源オフ できれば有線に

アメリカ・メリーランド州では、

「新しい教室を設ける場合は有線ＬＡＮにすること」

「無線ＬＡＮを使わないときは電源を切ること」

「無線ＬＡＮルーター（インターネットに接続する機器）は子どもからできるだけ離して設置すること」

などを勧告しています。

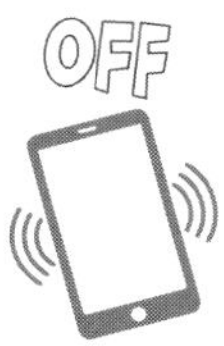

パソコンよりも 教科書やノートによる学習を

２０２０年、新型コロナウイルス感染症が世界的に大流行し、多くの国で子どもたちは自宅学習をしています。ロシア保健省とロシア非電離放射線防護委員会は同年3月下旬、自宅で学ぶさいのガイドラインを発表しました。

まず、コンピューターではなく、教科書やノートを使った学習を推奨し、コンピューターを使う場合は、有線ＬＡＮ回線を使うよう求めました。無線ＬＡＮを使うなら、ＷｉＦｉアクセスポイントを学習する場所から5メートル以上離すよう指示しました。スクリーンを子どもの目から50センチ離すこと、照明をスクリーンに当てないことと

表❶ コンピューター利用時間と休憩（ロシア）

年代	コンピューター利用と休憩時間の比率	スクリーン利用時間（テレビ視聴含む）
6～8歳未満	1：3（10分学習したら30分休憩）	2時間以下
8～12歳未満	1：2（10分学習したら20分休憩）	
12～15歳未満	1：2（30分学習したら60分休憩）	3.5～4時間
15～18歳未満	1：1（45分学習したら45分休憩）	

出典：ロシア保険省「18歳未満の子どもの遠隔教育におけるデジタル環境セキュリティ」（2020年）

しています。

ロシアでは、18歳以下の青少年と妊婦、心臓ペースメーカー装着者が、携帯電話を使うことを制限するよう求めていますが、このガイドラインでも、学習目的であってもスマホの使用を禁止すると明記しました。

6歳未満の子どもがコンピューターを使うことを禁止し、6～12歳はコンピューターの利用時間を最小限にするよう求め、休憩時間を定期的に入れるよう指示しています（表❶）。休憩時間には、目や体の疲労を防ぐために、目を動かしたり、ストレッチをすること、ヘッドフォンを使う場合は60%の音量に抑え、1時間以内の使用に制限することなどもすすめています。

ロシアは、電磁波の研究を1950年代から開始し、約70年もの研究の蓄積があります。そして、日本よりはるかに厳しい電磁波被ばく基準を採用してきました。日本でＩＣＴ教育を進めるなら、ロシアのように、子どもの健康を守るための明確なガイドラインをつくってから導入するべきです。

＊１ ＯＥＣＤの発表：『21世紀のＩＣＴ学習環境』（明石書店、２０１６年）

＊２ シェリー・タークルの報告：『一緒にいてもスマホ ＳＮＳとＦＴＦ』（青土社、２０１７年）

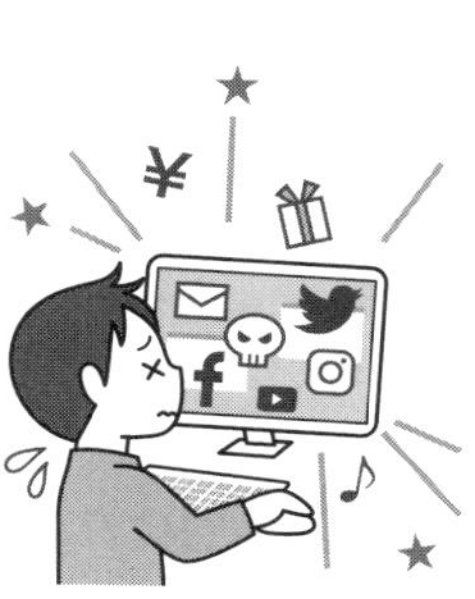

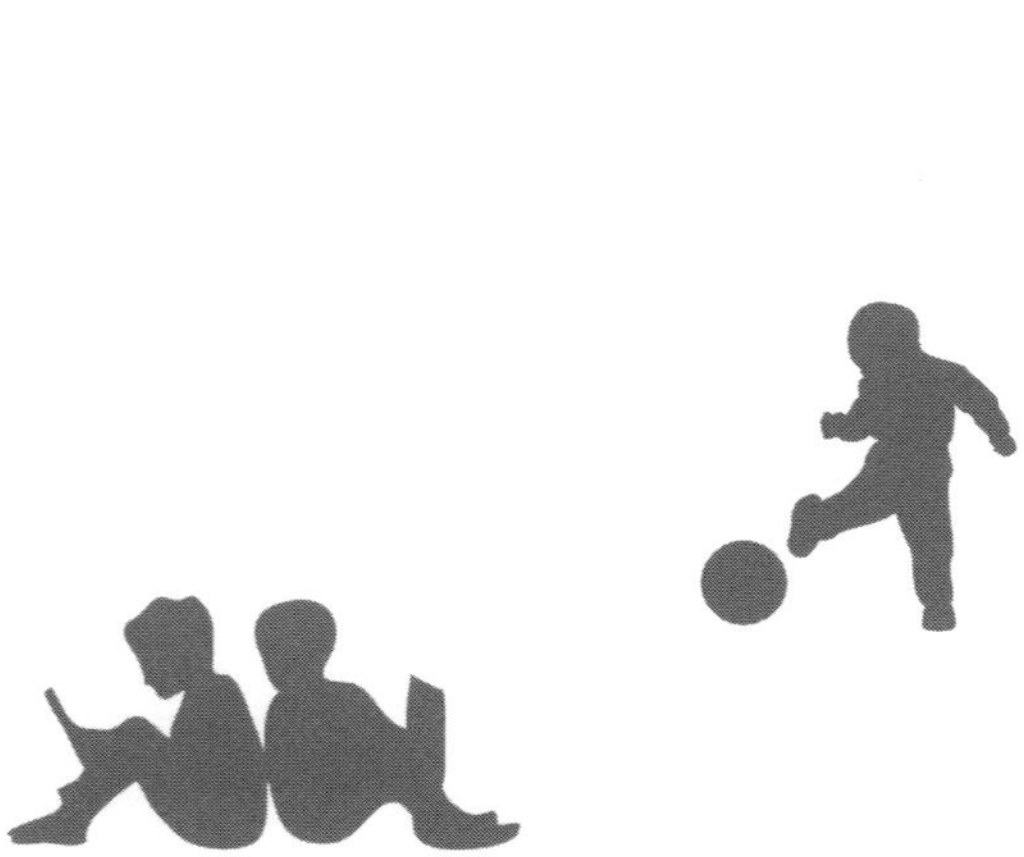

第7章 電磁波過敏症の診断法の確立を！

医学的証明が難しい電磁波過敏症

■坂部 貢

人工電磁波に対して約2～10％の人が過敏

近年、紫外線など自然の電波と違う、人工（商用）電磁波とその生体過敏反応に関する議論は、医学界でも話題となっています。いわゆる「電磁波過敏症」のことです。しかし、現在の議論は、化学物質過敏症が出始めたころの混乱とよく似ています。

それは、科学者や科学ジャーナリストらが電磁波の物理的な生体影響と電磁波過敏症を、同じ土俵で考えているのも一因です。人工電磁波による発がんの可能性や精子形成への影響と過敏症は、まったく区別して考えるべきです。

人工電磁波の代表的なものに、家庭内の50ヘルツ極低周波や、携帯電話などから発せられるマイクロ波があげられます。

2002年に、スウェーデンでおこなわれた電磁波に対する感受性についての疫学調査では、一般人の1・5%が過敏と報告されています。また、

表❶ 電磁波過敏症の一般症状

症状部位	症状の種類
神 経	頭痛、疲労感、睡眠障害など
皮 膚	顔面を刺す感じ、灼熱感、発疹、かゆみなど
感覚器	眼の灼熱感など
その他	筋肉痛、耳鳴り、鼻閉・鼻水、胃腸症状など

坂部一部改編

04年のスイスでの同様の疫学調査では、５％と報告されており、最近の研究も含めると、おおむね２～１０％の間だと推察されます。これを日本にあてはめると２４０万～１２００万人になります。

ただ、これらの調査の多くは自己申告によるもので、医学的証明はおこなわれていません。この点は、電磁波過敏症の発症機構を科学的に議論するうえで、重要な問題点です。

生体は各種の電磁波エネルギーの影響を受け、あるいはそれを利用して生きているので、感受性の高い人びとが存在しても、まったく不思議なことではありません。

症状の多くは不定愁訴 客観的診断方法なし

前ページの表❶は、電磁波過敏症の一般的な症状です。

その多くは、いわゆる不定愁訴と呼ばれるもので、化学物質過敏症や更年期障害、アレルギー疾患など、電磁波過敏症以外でも広く認められる症状でもあります。

これまで、各種電磁波の負荷試験が試みられています。たとえば、特定の周波数の電磁波ばく露によって、脳血流量が変動する人としない人がいることが確認されています。しかし、過敏症状との連結について、医学的合意はできていません。

今後、患者が増えることが予測され、電磁波過敏症を正確に診断する客観的診断法の確立は大きな課題です。

コラム⑦

意外に多い電磁波による体調不良

札幌市の電磁波測定士・上村育子さんは、電磁波過敏症の相談活動と電磁波の測定を市内を中心におこなっています。医師も本人も気が付かない電磁波による体調不良の症例を紹介します。

●電気毛布、電気こたつ／Sさん（女性・50歳代）

非常に疲れやすく、へたり込んでしまい仕事にならない。体がチリチリ（電磁波が共振）する。自宅を訪問すると、冷え症のためホットカーペットと電気こたつ、電気毛布、電気あんかを使用。体調不良やうつの原因になるので、使用をやめるよう助言。室内の高周波測定値は1000mv/m以上と高く、Wi-Fiを撤去。電磁波遮蔽《しゃへい》のシートでベッドを蚊帳のように覆うと、みるみる元気になった。

● Wi-Fiと金属製の椅子／Kさん（女性・40歳代）

イラストレーター。腰痛がひどくて椅子に座れない。疲れやすく、パソコン作業ができないとのことで、自宅を訪問。足元横にあるWi-Fi（無線）のルーター（発信機）から出る高周波に、金属のキャスター付き椅子が共振（1秒間に25億回以上）するため、関節が痛むと判断。Wi-Fiをやめパソコンを有線に。木製の椅子にして、腰痛が軽減。

●電子レンジ、IH調理器／Wさん（女性・30歳代）

全身がチリチリして、慢性疲労。家事や子どもの世話もできず、実家の母親に応援を依頼。電子レンジとIH調理器をやめ、家電製品のアースをとり、電磁波カットのシールドクロスのパーカーの着用を指導後、徐々に症状が改善。自立して日常生活を送れるようになった。

（家庭栄養研究会）

第8章 電磁波から身を守るために

1 個人でできる電磁波対策

■家庭栄養研究会（監修・大久保貞利）

電磁波の強い施設を避ける

高圧送電線や携帯電話基地局、変電所の近くへの居住は避けましょう。

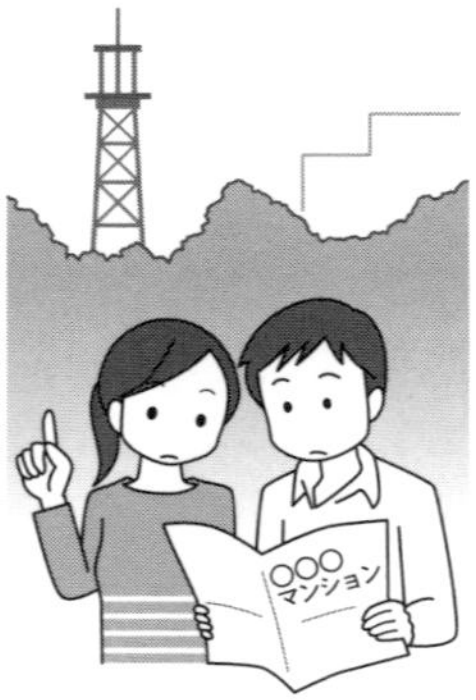

基地局に関しては、今後、5G基地局の急増が予想されます。4G基地局が5G基地局に移行する可能性もあります。いま住んでいる住居周辺の基地局情報を知っておくことも大切です。

携帯電話・スマホは体から離して使用は短時間に

携帯電話での長時間の通話は脳腫瘍のリスクを高めるだけでなく、さまざまな健康被害が予想されます。通話時だけでなく、携帯時にも被ばくを減らすように工夫をしましょう。

●使用頻度や使用時間を減らし、通話はなるべく有線電話を使う。

●できるだけ通話を控え、メールで通信する。

●通話するときはイヤホンマイクを使う。直接、耳にあてて通話する場合に比べて被ばく量が20分の1に減少する。

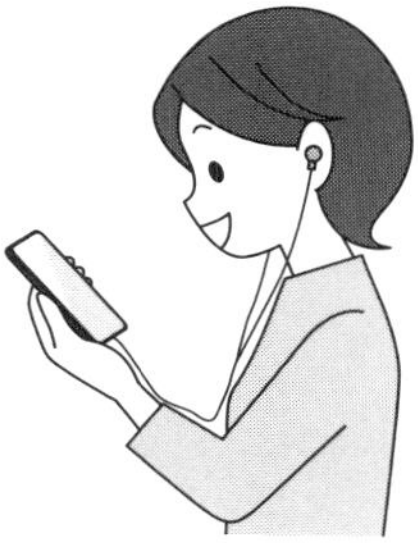

●耳に密着させず、耳から2～3センチ離すだけでも被ばく量が大幅に低下する。とくに送受信の瞬間に電磁波がもっとも強くなるので、相手が出るまでは耳から遠ざけておく。

●SAR値が低い製品を選ぶ。各機種のSAR値は携帯電話会社のウェブサイトで確認できる。

●ポケットに入れるなど、体に密着させて携帯しない。

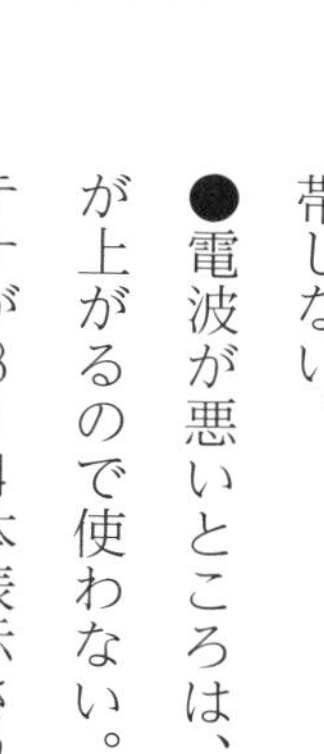

●電波が悪いところは、出力が上がるので使わない。アンテナが3～4本表示される場所で。

●スマホで写真を見たり音楽を聴いたりするときは、送受信しない「機内モード」にする。

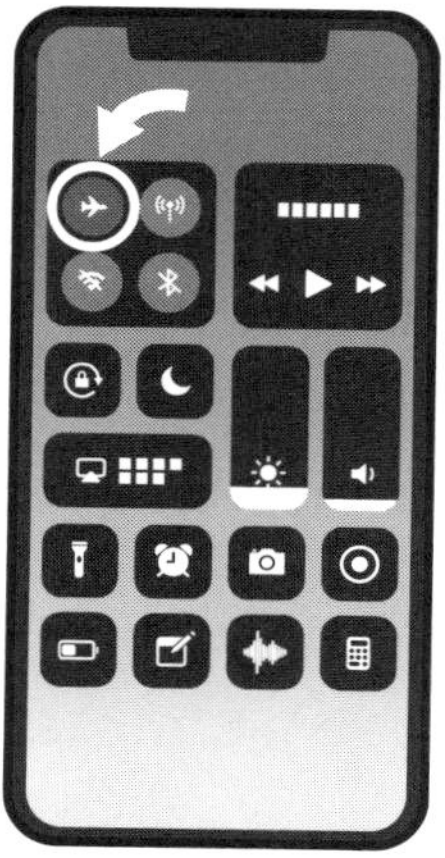

機内モードを活用しよう

●電車、バス内では、車体の金属に電磁波が乱反射し、使用人数が多いほど乗客は被ばくする。また移動中は、中継アンテナ基地局が次々に代わるため、何度も発信し、出力も最大に。移動中はなるべく電源を切るか機内モードにする。

●寝るときは電源を切る。電源を入れたまま、枕元や寝室に置かない。

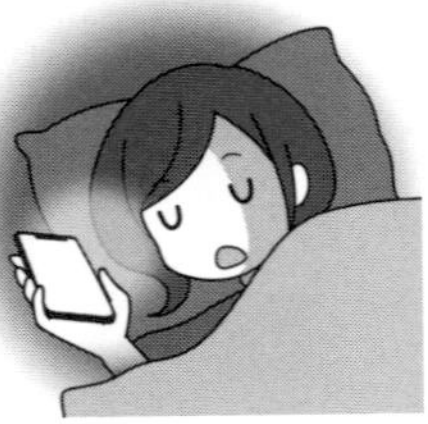

パソコンは有線ＬＡＮで

テレワークや学校のリモート授業などの普及で、パソコンの使用時間が長くなりがちです。少しでも電磁波のリスクを減らしましょう。

●ＷｉＦｉや無線ＬＡＮをやめて有線ＬＡＮにする。

●長時間使用しない。休憩を入れて作業する。

●ノート型パソコンより、デスクトップ型のほうが電磁波被ばくが少ない。ノート型はキーボードを外付けにする。

●ノート型パソコンを膝の上に乗せて使わない。

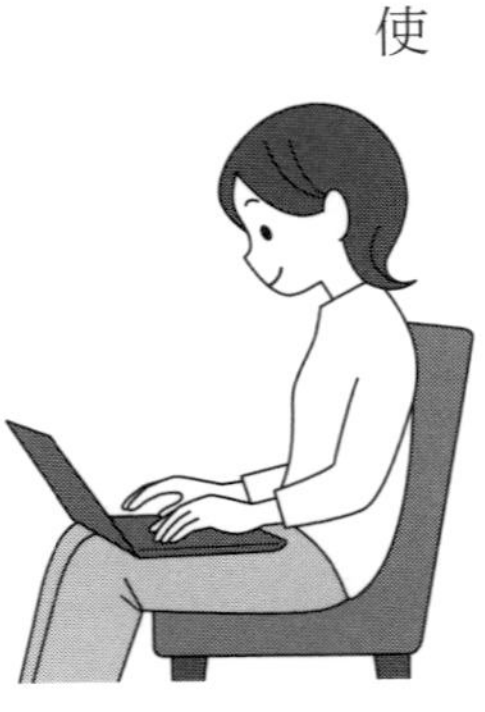

家電製品は電磁波を強く出す製品に注意

生活のなかで使わざるを得ない家電製品もあります。リスクを知って、使用時はなるべく離れる、短い時間に済ませるなど、注意しましょう。

●IHコンロ　家電製品中もっとも強い電磁波発生源なので、購入しない。すでにある場合、使用時は離れる。トッププレートの丸い輪を覆うような大きめの鍋類を使う。

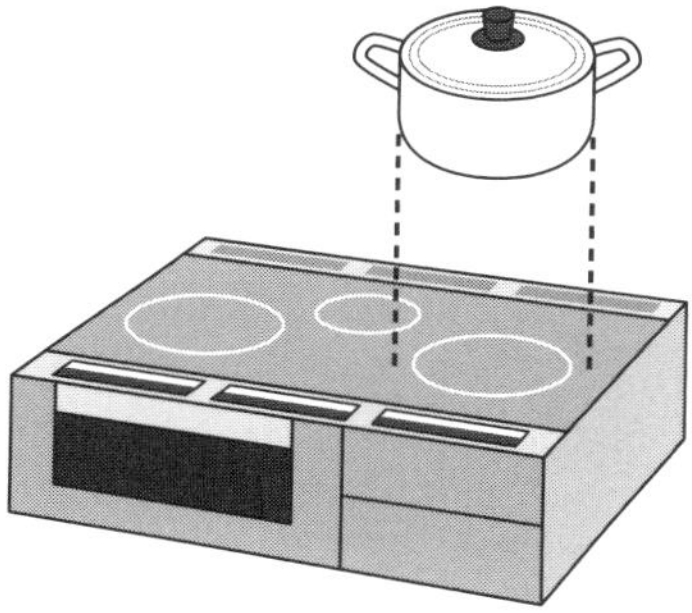

●IH炊飯器　いま、ほとんどの電気炊飯器はＩＨ製品。炊飯中、とくに電磁波が強くなる炊き上がり時には離れる。

●電子レンジ　使用時は2メートル以上離れる。解凍は自然解凍にし、温めるときは鍋や蒸し器などでガス調理する。

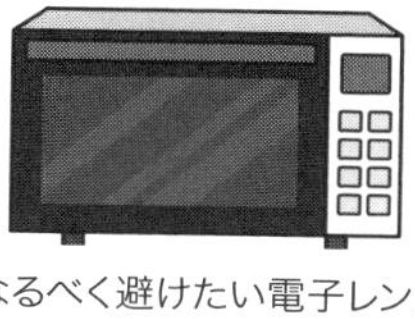

なるべく避けたい電子レンジ

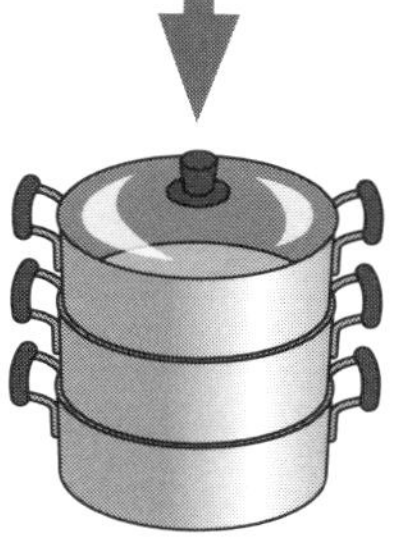

温め直しに便利な蒸し器

●コードレス電話器（子機）　意外に強い電磁波を出すので、有線電話を使用するほうがよい。

●電気毛布　使う場合は寝る前に温め、就寝時は電源を切る（湯たんぽがおすすめ）。

●電気カーペット　長時間、体に接するので、ほかの暖房方法を。発生する磁場を打ち消し合う発熱線の配線を改良した製品がある。

●ドライヤー　脳の近くに当てるので、まずタオルでよく乾かし、頭部から離して短時間の使用にする。とくに幼児はタオルだけで乾かす。

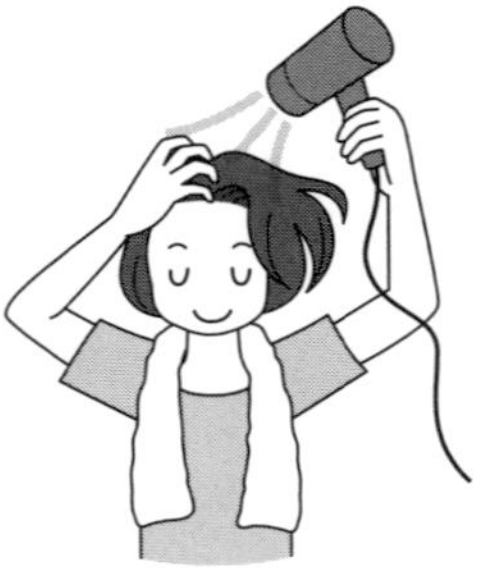

●電気ひげそり　顔に密着させるため、使用は短時間に。

●蛍光灯の電気スタンド　頭部の近くで使うので、白熱灯に。使用時は体から離す。

●テレビ　見るときは2メートル以上離れる。

スマートメーターは拒否

スマートメーターは反対の意思表示をしましょう。意思表示に役立つグッズを76ページに紹介しています。交換されてしまった後でもあきらめず、戻すように要求し、成功した例もあります。

電磁波シールド（遮蔽）製品を

屋外からの電磁波をある程度防ぐ方法で経済的なのは、アルミ製やステンレス製の網戸です。

高価ですが、窓にシールドフィルムを貼る、カーテンに遮蔽クロスを使う、壁にはアルミ製遮蔽シートを貼るなどの方法も有効です。

土や水に触れて帯電した電気をとる

電気製品などから出る電磁波によって、私たちの体は帯電しやすくなっています。

体にたまった電気を放電するには、土や渚の砂浜の上を裸足で歩く、園芸や畑の作業で土をさわる、木に触れる、手を洗う、水仕事をする、お風呂に1％以上の塩を入れて浸かるなどの方法があります。

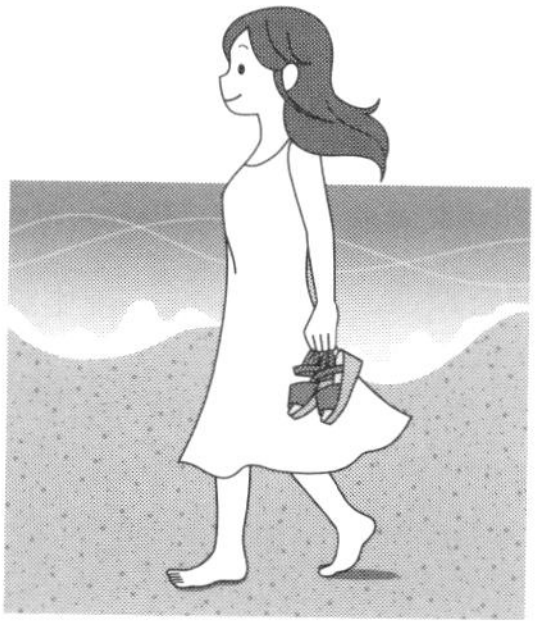

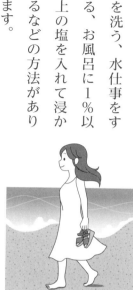

過敏な人は金属を身につけない

肌に直接触れる金属製のメガネフレームやブラジャーのワイヤー、ヘアピン、イヤリングなどの「金属片」は、アンテナのように作用して電磁波を集めます。

携帯電話の電磁波を防ぐペンダントなどが売られていますが、小さな金属を身につければ、むしろ、電磁波を集めて被ばく量を増やすことになります。

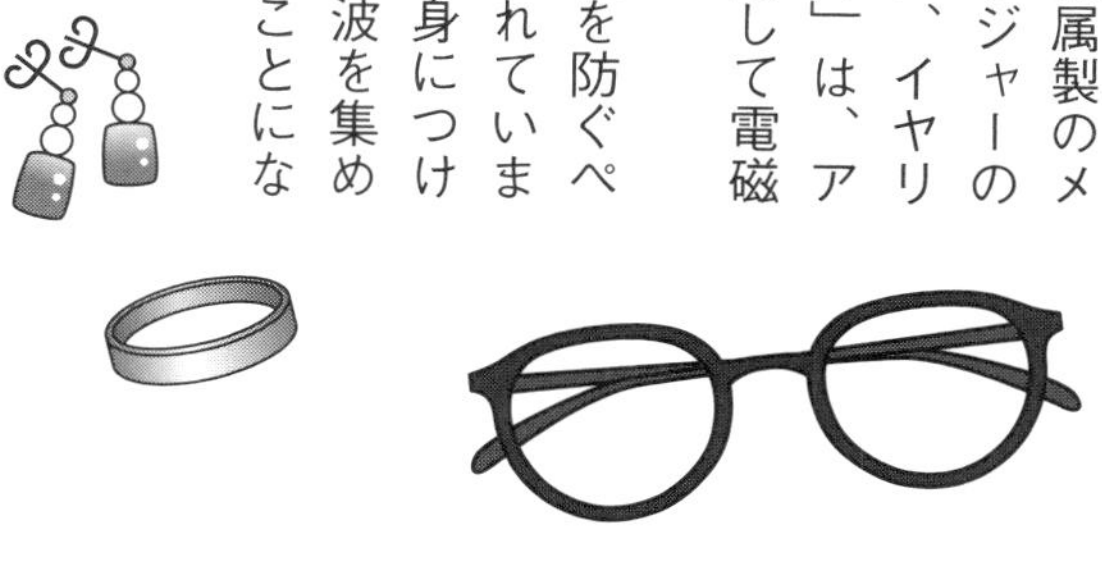

（加藤やすこ）

2　ＥＵに学んで社会的な対策を

■加藤やすこ

「電磁波問題に関する意見書」（日弁連）を参考に

高圧送電線や携帯電話の無線ＬＡＮ基地局のように、屋外に発生源がある場合は、社会的な働きかけが必要です。

日本弁護士連合会は、２０１２年に「電磁波問題に関する意見書」を政府に提言しました。主な内容は次のとおりです。

●高圧送電線や携帯電話の基地局周辺の実態調査をすること。
●現在の規制値を見直し、学校や病院周辺ではより厳しい規制値を導入すること。
●基地局を設置する際の手続きを定めること。
●人権保障の観点から電磁波過敏症患者のために、公共施設や交通機関に電磁波のないエリアをつくること。

日弁連の意見書やＥＵ諸国の規制の事例を参考にしながら、行政や企業に要望する項目を整理してみましょう。

基地局の制限、被ばく防止の法規制を

15年2月、フランスは国民の電磁波被ばくを減らすための法律を制定しました。3歳以下の子どもが過ごす保育園などの施設で、無線LANの設置を禁止することなどが定められました。

日本でも被ばくを防ぐための法規制が早急に必要です。携帯電話基地局を設置する前に、住民への説明や周知を求める条例をつくった自治体は、神奈川県鎌倉市や宮崎県小林市など、全国にあります。自治体や議員に電磁波のリスクを知らせ、条例を制定するよう求めていきたいものです。

電源オフの車両の設置

最近、電車などでは、ほとんどの人がスマホを操作しています。日本の電磁波過敏症の発症者を対象にした調査*1では、65%が交通機関での吐き気や頭痛などの体調不良を訴え、12%は交通機関をまったく利用できないと答えています。

近年、優先席付近での携帯電話やスマホの電源オフを廃止する交通事業者が増えていますが、短時間の乗車でも、体調をくずす人がいます。

日本では、人口の3~5・7%が電磁波過敏症を発症していると推計されており、それを考慮して、電源オフの車両の設置を要請することが必要です。

携帯電話・スマホ電源オフの車両の実現を

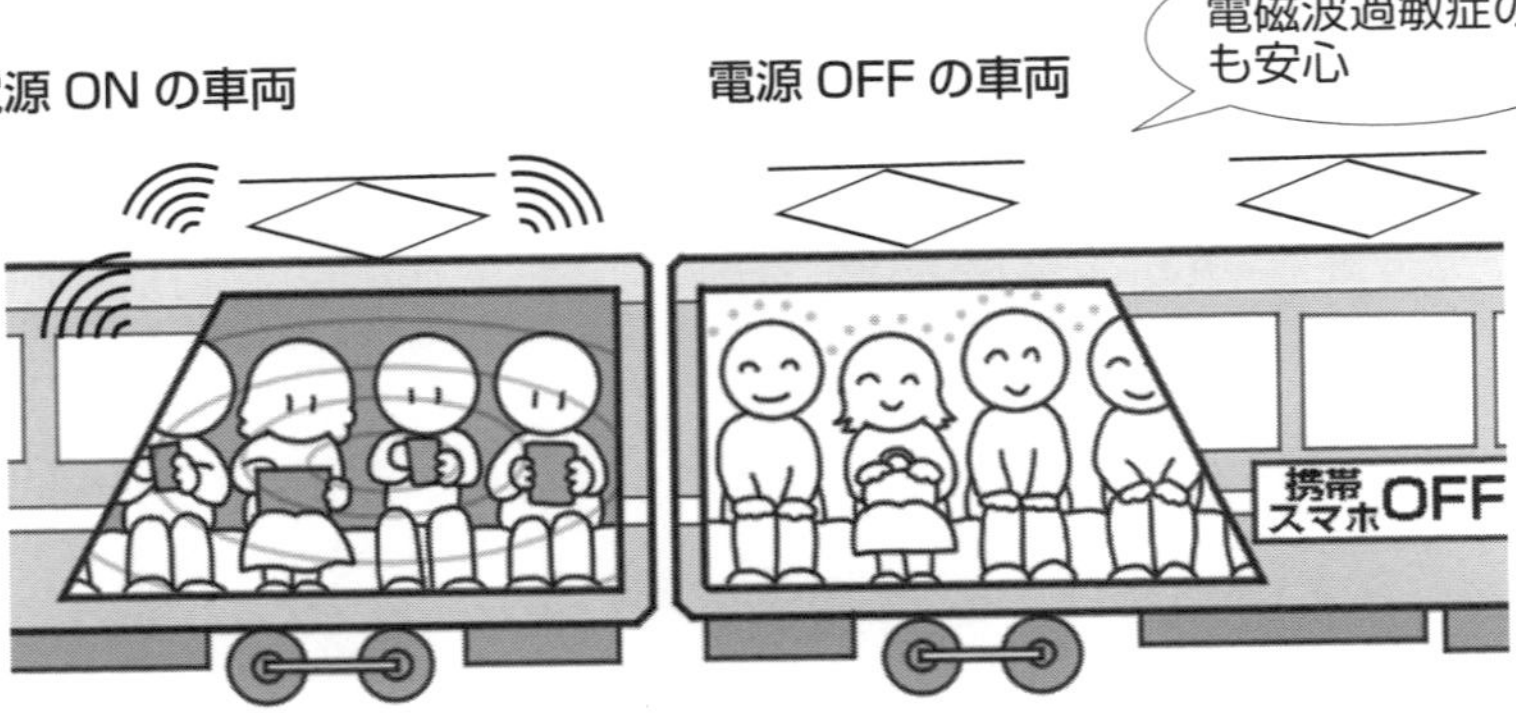

車両だけでなく、ホームや待合室、また公共施設には電源オフエリアが設置されることが求められます。同時に、市民も電源オフエリアでは電源を切るというルールづくりも不可欠です。

電磁波測定器を自治体で貸出しを

低周波電磁波や無線周波数電磁波を測る測定器は、簡易式でも数万円します。自治体で購入してもらい、市民に貸出しをするように働きかけていくとよいでしょう。測定器を貸し出す市民団体もあります。

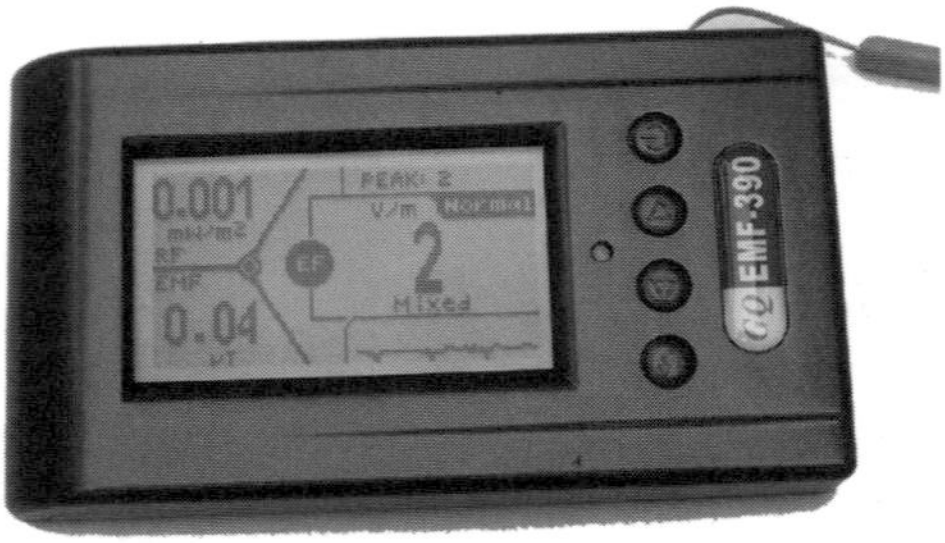

低周波電磁波と、10ギガヘルツまでの無線周波数電磁波を測れるEMF-390

健康被害のリスク表示を明確にさせる

フランスでは11年4月から携帯電話を販売するさいに、SAR値を表示することが法律で義務づけられています。また、子どもを対象にした宣伝広告や6歳以下の子どもの携帯電話使用も禁止されています。

携帯電話に限らず、商品を購入する前に消費者が判断する材料を得られることは重要なことです。たとえば、ヨーロッパでは普通におこなわれているタバコの害についての警告表示（写真）などを参考にしていく必要があります。

日本でもこのように、被害を未然に防ぐための予防原則に則った行動をとる必要があります。そのような表示や規制を義務づけるよう、消費者庁などの行政に働きかけていきましょう。

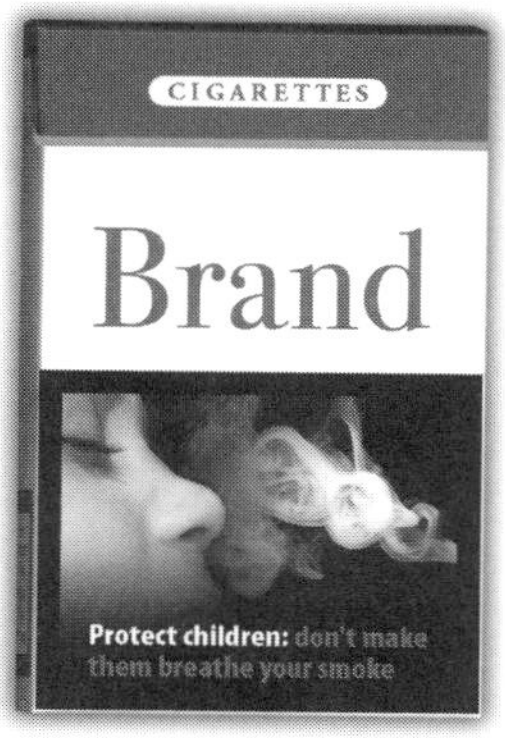
CIGARETTES
Brand
Protect children: don't make them breathe your smoke

AFP＝時事

子どもを守るための、たタバコの健康警告ラベル。政府はタバコ製造業者にこのようなラベルをパッケージに貼らせる（フランス、2009年）

無線機器の有害性の調査予算の増加を

携帯電話などの無線機器は、安全性が十分に検証されないまま、市場で販売されています。EUのEEA（欧州環境庁）の報告書*2では、過去10年間のEUの公的な調査資金提供は「製品開発に大きく偏り、それらの潜在的な有害性については1%しか費やしていない」と批判しました。今後は、その有害性に対して、もっとも公平に資金分配するように訴えています。

日本政府は、携帯電話の有害性、スマホ依存についての調査・研究に予算をつけ、有効な対策をとるべきです。

不公平なEUの公的資金提供の割合

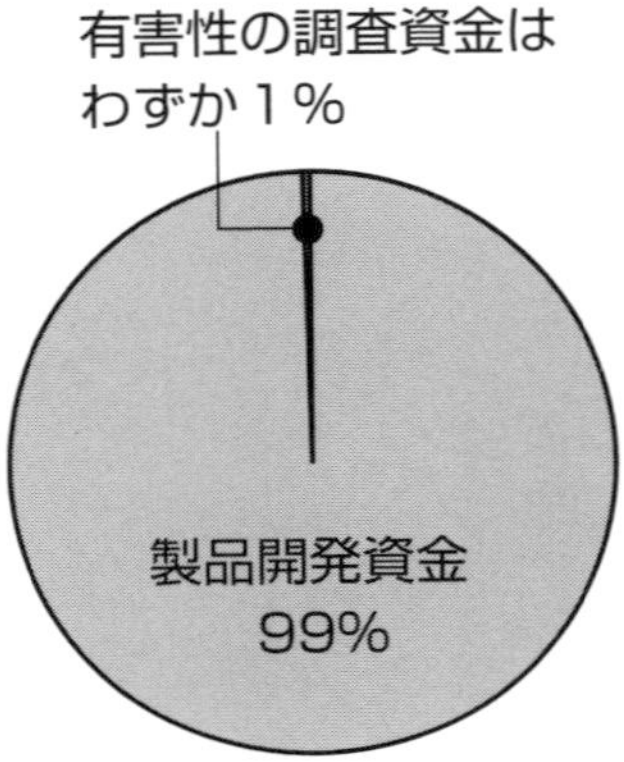

＊1 磁波過敏症の発症者を対象にした調査：Kato & Johansson, Pathophysiology(2012)19(2):95-100

＊2 欧州環境庁（ＥＥＡ）の報告書：『早期警告からの遅すぎる教訓：科学、予防原則、革新』（２０１３年）

【電磁波問題の相談先】

■電磁波問題市民研究会（大久保貞利事務局長）

活動内容　会報の発行、相談、講師派遣、電磁波出張測定（3万円程度）など。http://dennjiha.org/

FAX：047（406）6609

■いのち環境ネットワーク（加藤やすこ代表）

活動内容　ニュースの発行、講師派遣、相談。連絡はメールで。
voc-emf@mbn.nifty.com
5Gの電磁波問題のリーフレット、シックスクールのリーフレットを発行（有料）。オンライン勉強会も実施。

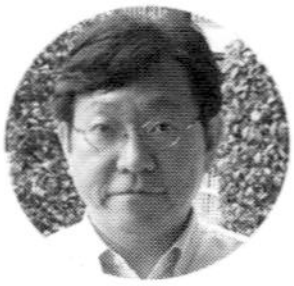

●植田武智（うえだ たけのり）
科学ジャーナリスト。1996 年より、市民団体にて電磁波、化学物質などの安全性の調査・研究に従事。2004 年、科学ジャーナリストとして独立。ニュースサイト My News Japan、『週刊金曜日』に連載。『本当に怖い電磁波の話』(共著・金曜日) など著書多数。

■編者

●家庭栄養研究会
家庭栄養研究会は、食の安全と日本の伝統的食文化に根ざした健康的な生活の実現をめざして、1969 年に発足しました。「心と体と社会の健康」を高める食生活の提言を会活動の指針にして、家庭の食や健康問題、食の安全、食糧生産、環境や平和の問題まで、会員・読者・生産者と交流を重ねながら研究・学習・提言活動をおこなっています。
会が編集する月刊『食べもの通信』は、1970 年に創刊。消費者、生産者、研究者などに最新の食情報を提供する雑誌として高く評価されています。
〒 101–0051 東京都千代田区神田神保町 1-44
電話 03（3518）0624　FAX 03（3518）0622

■執筆者一覧（掲載順）

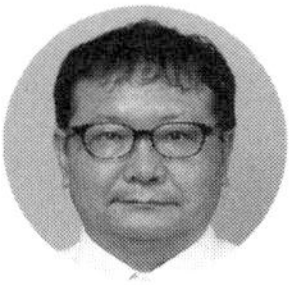

●**網代太郎**（あじろ たろう）
電磁波問題市民研究会会報編集長。毎日新聞社記者、NPO 法人化学物質過敏症支援センター事務局長などを経て、行政書士、法律事務所職員。著書に『スマートメーターの何が問題か』（緑風出版）ほか。

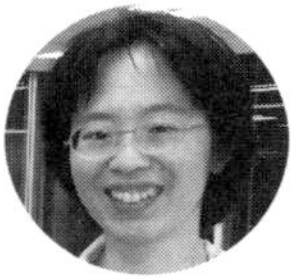

●**加藤やすこ**（かとう やすこ）
環境ジャーナリスト。電磁波過敏症と化学物質過敏症の患者会「いのち環境ネットワーク」代表。著書『シックスクール問題と対策』『電磁波過敏症を治すには』『新 電磁波・化学物質過敏症対策』『5Gクライシス』（いずれも緑風出版）など多数。

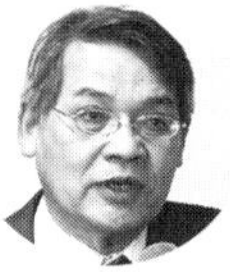

●**大久保貞利**（おおくぼ さだとし）
電磁波問題市民研究会事務局長、カネミ油症被害者支援センター（YSC）共同代表。電磁波学習会の開催、講演会や相談活動に奔走している。著書『電磁波の何が問題か』『誰でもわかる電磁波問題』『電磁波過敏症』（いずれも緑風出版）ほか多数。

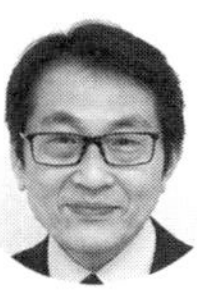

●**坂部 貢**（さかべ こう）
東海大学医学部基礎医学系教授・医学部長。米国で 1980 年代後半から外部環境因子による健康障害の研究に従事。シックハウス症候群や化学物質過敏症対策の政府委員も務める。日本臨床環境医学会前理事長。著書『生体と電磁波』（共著・丸善出版）など。

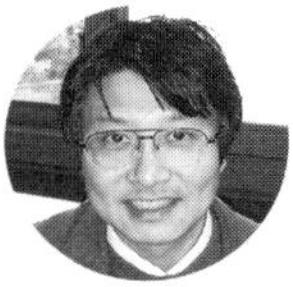

●**上田昌文**（うえだ あきふみ）
NPO 法人市民科学研究室代表。「市民にとってよりよい科学技術とは？」をテーマに、食、医療、住環境、電磁波、放射線などの領域で講座や勉強会を主催し、調査研究、政策提言などをおこなっている。著書に『子どもと電磁波』（babycom）『わが子からはじまる原子力と原発きほんのき』（クレヨンハウス）ほか。

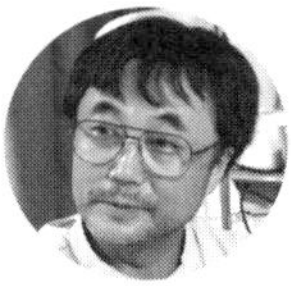

●**森岡清史**（もりおか きよし）
吉祥寺森岡眼科院長。医学博士。東京大学大学院修了。日本眼科学会眼科専門医認定。全国でも数少ない眼精疲労治療室を併設し、東洋医学をとり入れた治療にあたる。『眼精疲労はまかせなさい』（現代書林）など著書多数。

知っておきたい 身近な電磁波被ばく
2020年11月15日　第1刷発行
2022年 2月15日　第4刷発行

編　者　家庭栄養研究会
発行者　千賀ひろみ
発行所　株式会社 食べもの通信社
〒101-0051 東京都千代田区神田神保町1-46
電話 03(3518)0621／FAX 03(3518)0622
ホームページ http://www.tabemonotuushin.co.jp/
発売元　合同出版株式会社
〒184-0001 東京都小金井市関野町1-6-10
印刷・製本　株式会社シナノパブリッシング

■刊行図書リストを無料進呈いたします。
■落丁・乱丁の際はお取り換えいたします。

ISBN 978-4-7726-7711-0 NDC 547 210×148